免疫力

正しく知って、正しく整える

藤田紘一郎

ワニブックス
|PLUS|新書

はじめに

２０１９年12月31日、中国湖北省武漢市で、原因不明の肺炎患者27人の存在が公表されました。それ以来、患者は劇的なスピードで中国全土へ、そして日本を始め、世界へと広がりました。原因となったのは、新型コロナウイルス。この感染症は「ＣＯＶＩＤ-19」と正式名称がつけられました。

連日、新型コロナウイルス肺炎関連のニュースがくり返し報道されています。日本でも感染者が増え、重症例や死亡した人のニュースが流される現状に不安を覚えている方は多いでしょう。私がこの原稿を書いている現時点では一部緩和されたものの、全国的な外出自粛、学校の休校が続いています。

新たに発見されたウイルスであるため、わからないことが多く、ワクチンも特効薬も現時点ではまだありません。拡大を許し続けている状態です。

実は、コロナウイルスそのものは珍しいウイルスではありません。これまで、人に感染するコロナウイルスは６種類知られています。

このうちの4つは、秋から春にかけて流行する、よく見られる風邪の原因ウイルスです。風邪の10~15パーセントは4種類のコロナウイルスによるものです。私たちのほとんどが、これらのコロナウイルスに感染しています。主症状は、咳やのどの痛みなどで、比較的軽いものです。

残りの2種類は、動物にもともと感染していたコロナウイルスが変異して、人に感染するようになったものです。これらのウイルスは、人に対して深刻な呼吸器疾患を引き起こします。２００2年中国で流行した「重症急性呼吸器症候群（サーズ）」と、２０12年、サウジアラビアで流行した「中東呼吸器症候群（マーズ）」です。サーズはコウモリから人へと感染し、これまでに８０６９名の感染が報告され、そのうち７７５人が死亡しました。マーズはヒトコブラクダから人へと感染し、これまでに２４９４名の感染者のうち、８５８人が死亡しました。

新型コロナウイルスはこれらに続く、人に感染することが確認された7つめのコロナウイルスになるのです。

それでは、新型コロナウイルスはどのくらい危険なウイルスなのでしょうか。一つの目安となるのは、致死率です。致死率とは、全体の感染者のうち、亡くなられた方がどの程度いるかを示す数字です。

現在、確認されているウイルスのなかで、もっとも危険とされているのは、エボラウイルスです。このウイルスが起こすエボラ出血熱を発症すると、その致死率は50パーセント前後にもなると示されています。2人に1人が亡くなってしまうのです。また、マーズは約35パーセント、サーズは約10パーセントです。

では、今回の新型コロナウイルスはどうでしょうか。中国の新型コロナウイルスの感染が確認された4万5千人のデータにもとづいて、WHO（世界保健機関）が2月18日に発表した致死率は、約2パーセントでした。この結果を受け、「サーズやマーズほど致命的ではない」との見解をWHOは示しています。

ただしこれは、世界で感染が広がっている現時点での数字であり、最終的なものではありません。また、致死率は地域や年齢、持病の有無、生活状況などによっても違ってきます。それでも、日本全体における致死率は、中国より低くなると予想されます。

もちろん、楽観してよいといっているわけではありません。このウイルスには、サーズやマーズにはない難しさがあります。感染しても症状が見られない「無症状感染者」が多いことです。その無症状感染者も、潜伏期間中にウイルスを拡散させてしまうため、感染が拡大しやすいことがわかっています。

サーズやマーズの場合は、感染した人はほとんどが重症化し、感染者を見つけることができました。そのため感染経路をたどることができ、一つ一つ抑え込んでいくことで、ウイルスを封じ込めることができたのです。

けれども、新型コロナウイルスの場合、空気感染はないけれども、飛沫感染や接触感染で広がっていき、なおかつ無症状感染者が多いため、感染経路が見えてこないのです。これによって、感染が世界に瞬く間に広がってしまったのです。

こうした感染力の強さと感染の状況から、厚生労働省のクラスター（感染者の集団）対策班が、驚くべき数字を公表しました。外出自粛要請などの対策をまったく行わなかった場合、日本では重症患者が約85万人にも上り、半数が亡くなる恐れがあるとの試算を出したのです。単純計算してなんと40万人以上が死亡することになります。

この数字を聞いて、なおのこと恐怖を感じた人は多かったでしょう。ただし、これは新型コロナウイルスに対して何も行わなかった場合の仮定の数字だということを、私たちは冷静に受け止めなければいけません。

現実には、WHOによれば、感染者の81パーセントは軽症です。重い肺炎や呼吸困難などの重症が14パーセント、命にかかわる重篤な症状が5パーセントです。今、多くの人が恐れていることの一つは、自分や自分の大切な人たちが重症や重篤のグループに入ってしまったらどうしよう、ということだと思います。

でもまずは、感染者の8割は軽症だという事実に目を向けてみてください。そして、感染しても症状の出ない無症状感染者がほとんどである、という事実も見つめてみましょう。

なぜ、感染しても無症状か軽症の人がほとんどなのでしょうか。

一方では、なぜ重症化し、亡くなってしまう人がいるのでしょうか。

ここから見えてくる答えがあります。この新型コロナウイルスは、個人の持つ免疫力の影響が強いということです。新型コロナウイルスは、無差別に人を重症化に陥れているのではなくて、免疫力の強い人には手出しができないウイルスだということです。

　詳しくは本文でお話ししていきますが、私たちの身体のなかには、侵入してきたウイルスや細菌を排除するしくみが存在しています。そのしくみが免疫です。体内に病原体が入ってきてしまったとしても、身体のなかの免疫システムが、侵入者に対抗して働きます。このシステムが十分に働いてウイルスなどの病原体を排除できれば、発症せずにすみますが、排除できなければ、発症します。その力の差こそが「免疫力」なのです。

　高齢者や持病のある人、妊婦などは免疫力が低下していますから、よほどの注意が必要です。では、ここに該当しない人は免疫力が強いのかといえば、そうとはいえません。

　実際に、若い世代でも感染し、重症化している人がいます。免疫力はその日の体調にも影響されますし、何より栄養の状態が非常に重要です。毎日の食事によって、免疫力は高くもなれば、低くもなってしまうのです。それは、私たちの免疫力の70パーセントが腸でつくられているからです。

　また、睡眠、運動、メンタルの状態にもおおいに影響されます。どこかにマイナスの要素がのしかかると、免疫力はとたんに落ちてしまいます。そのときに病原体に感染すれば、発症してしまうことになるのです。

新型コロナウイルスにおいては、たとえ感染しても、発症しないことがもっとも重要だと私は考えています。今日本には、恐怖と不安を強く感じさせる情報があふれています。けれども私たちは、新型コロナウイルスに対して何もできないわけではないのです。自ら免疫力を強化することを日々実践していけば、感染しても発症せずにすむことが可能です。

そのためには、まず、免疫とはどのようなシステムで、どのように形成され、どのように強化できるのかを知ることです。次に、毎日の生活のなかで実践できることを一つずつでよいので行っていくことです。そうやって免疫力を正しく鍛えていきましょう。

それが、新型コロナウイルス感染症に限らず、あらゆる病気を防いで、健康に自分らしく生きていくために最善の方法だと思うのです。

２０２０年５月

藤田紘一郎

第2章　免疫力は「腸内細菌」で強くなる …… 91

第3章　免疫力を上げる食べ物、下げる食べ物

第4章 「笑う」「寝る」「好きなことをする」で免疫は3割上がる

第1章

「免疫力」を高めるには、免疫を正しく知ること

私たちは、強い免疫力をもって生まれてきた

劇的なスピードで世界に拡大した新型コロナウイルス。新たな病原体の猛威は、社会生活を一変させました。

とくに人は、ウイルスや細菌など「目に見えない敵」に不安を抱きやすい動物です。

それは、私たち人類の進化史が、「たえず感染症とともにあったから」といえるでしょう。

人類が誕生したとされるのは約700万年前。私たちと同じホモ・サピエンスが生まれたのは、約20万年前。地球という厳しい自然環境で生き抜くなかで、原始的な暮らしをしていた人間のまわりには、たくさんの恐ろしい病原体が存在していました。人間の身体はつねに病原体からの攻撃を受け、多くの命が失われていったのです。

これは、有史以来も同じです。新型コロナウイルス拡大の渦中、アルベール・カミュの小説『ペスト』が再び注目を集めました。ペストは、ペスト菌という細菌が起こす伝染病で、古来たびたびパンデミック（世界的大流行）を起こしています。

また、1918年のスペイン風邪、57年のアジア風邪、68年の香港風邪、そして記憶に鮮明な2009年の新型インフルエンザなどは、インフルエンザウイルスが次々にウイルスの形を変えながら、人類を襲ってきた歴史なのです。

日本でも、戦前まで、死因の6割は結核などの感染症でした。ところが現在は、がん・心疾患・脳血管疾患という三大疾病で亡くなる人が大半を占めていますし、最近は「老衰」が死因の3位にもなっています。私たちは、どこかで「自分は内臓の病気か、老衰で死ぬのだろう」と漠然と思っていたのだと思います。けれども、**人類史で見れば、人にとってもっとも身近な死とは、感染症による死なのです。**

今回の新型コロナウイルスは、すっかり忘れていた感染症死による恐れを、私たちに鮮明に思い起こさせました。人類史上、幾度となく命を脅かされてきた「恐ろしい」という記憶が、今になって私たちの脳に「目に見えない敵に対する恐怖」を強く呼び覚まさせたのでしょう。

しかし一方では、現代に生きる私たちの身体には、大切なシステムが刻まれていることを、忘れてはいけないと思います。それを免疫といいます。

ウイルスや細菌などの病原体が体内に侵入してきたとき、それを排除し、生命を守ってきたのが、私たちの身体に備わった免疫システムなのです。

私たち現代人とは、たびかさなる病原体からの攻撃に負けず、命をつないできた祖先の生き残りです。病原性の高い微生物に襲われたときに命運をわけるのは、いつだって個体のもつ免疫力だったのです。つまり、祖先から命のバトンを受けとって今日を生きている私たちは、それだけ「強靭な免疫力」をもって生まれてきた、といえるのです。

まずはここに、自信をもってほしいと思います。

感染症にかかるかどうかは、免疫力による

では、免疫とはどのようなものでしょうか。

免疫は、「疫（病気）を免《まぬが》れる」と書きます。たとえば、「はしか」は一度かかると二度とかからないか、かかっても軽くすみます。はしかに対する免疫ができ、病気から逃れられるようになるためです。この現象が「免疫である」といわれてきました。

免疫のこの働きを医療に初めて応用したのが、イギリスのジェンナー（１７４９〜１８２３）です。彼は当時、恐れられていた天然痘に対して、牛痘の膿を接種することで天然痘に対する免疫を得られることを発見し（１７９６年）、予防接種の創始者となりました。

その後、免疫の研究が進み、それに対する考え方が変わっていきました。「免疫」とは人が病気から「免れる」だけのしくみではなく、「異物を認識して自主的に排除する」しくみだと、考え方が変化していったのです。

それは、免疫の第一の働きが、**「感染に対する防衛」**と考えられるようになったことにも表れています。病原性のあるウイルスや細菌が体内に侵入してきたとき、免疫には、その病原体を排除して、感染を防止するよう働くしくみが整っているのです。

つまり、**免疫が働く力を高めれば、新型コロナウイルスやインフルエンザなどの感染を防ぐことが「可能」となるのです**。

たとえば、新型コロナウイルスの感染は、免疫力の差で症状の度合いがまったく異なります。

糖尿病などの基礎疾患を持つ人は、感染すると重症になります。持病と闘うためにすでに免疫の力を多く使っているからです。このため、感染症の対応に振り向けられる免疫力がすでに落ちてしまっているのです。

また、高齢者は、加齢によって免疫力が低下しています。妊娠中も免疫力が低下します。一般的にいって、妊娠時に肺炎になると重症化するリスクが高いため、用心するにこしたことはありません。免疫抑制剤や抗がん剤などを使っている人も、免疫を薬の力で落としていますから、感染しやすくなっているでしょう。

こうした人たちは免疫力が低下していますから、新型コロナウイルスに限らず、どのような病原体においても、感染すると重症化しやすくなります。常日ごろから人ごみの多い場所をできるだけ避け、感染予防に万全を期すことをおすすめしたいと思います。

若くて基礎疾患のない人は、通常は免疫力が高いため、ウイルスが入り込んでも症状が現れません。ただし、ウイルスが身体にいる状態で、不規則な生活を続けたり、免疫を下げるような食べ物をとり続けていたりすると、体内のウイルスが急に増殖して症状が現れ、たちまち悪化することが起こってきます。若い人が新型コロナウイルス陽性になったとき、感染源が不明であることが多いのは、このためです。

中国の武漢で、今回の新型コロナウイルスが発生したとき、「あっという間に世界に広がるだろうな」と感じました。このウイルスは感染しても症状の出ない人が多く、しかも潜伏期間中も感染源になるためです。その無症状感染者が感染を広げるとすれば、人の往来をいっさい止めなければ拡大を防げないことになります。しかし、これは事実上無理ですから、感染者はとんでもなく増えると思っていました。

ただ一方で、このウイルスをむやみに恐れることはないとも考えていました。**感染しても無症状か、軽症の人が多いということは、人の免疫力で十分に対応できる病原体であることを表しているからです。**

これは、新型コロナウイルスに限ったことではありません。風邪やインフルエンザ、食中毒などの感染症は、免疫力を高く保つ努力を日々行っていれば防ぐことができますし、大切な命と健康を守ることができるのです。

免疫の働きの３つの柱「感染の防御」「健康維持」「老化予防」

免疫の働きとしてはまず、「感染の防御」があります。しかし、それだけではありません。免疫にはあらゆる病気を防ぐ働きがあります。

たとえば、人の体内では毎日３０００個から５０００個ものがん細胞が出現しています。多い人になると、およそ1万個も発生していると推測されます。けれども、すべての人ががんになるわけではありません。それを決めているのも、免疫力です。

身体に備わった免疫システムが、毎日現れるがん細胞を見張っていて、それを攻撃してくれているおかげで、がん細胞が増殖してがん組織に育つことが防がれています。反面、その力が弱まれば、がん細胞の成長を許してしまうことになります。つまり、がんとは、免疫力の低下が引き起こす病気です。いいかえれば、**免疫力を強い状態に保てている人は、がんにならない、ということになります**。

また、疲労や病気などの回復を早める働きもあります。人が病気になっても、それを治すことができるのは、免疫が働いているからです。免疫には、細胞の生まれ変わりである新陳代謝を活発にし、身体の機能の低下や、細胞や組織の老化も防いでいます。

さらに、免疫力が高ければ、うつ病など心の病気になりにくいこともわかっています。

以上をまとめますと、**免疫の働きには「感染の防衛」のほか、「健康維持」と「老化予防」があることになります。**

これはすなわち、「生きる力」とも表現できるでしょう。

免疫力とは、まさに生きる力です。これが高い人ほど、新型コロナウイルスなどの病原体の攻撃を防げますし、がんやうつ病などになることもなく、若々しく元気に生きていくことができるのです。

1つの食品だけでは免疫力を高められない

病気を防いで、健康に若々しく生きていく源になる免疫力。そのしくみは、複雑です。

コロナウイルスの感染拡大時にも、「ビタミンDを多くとるとよい」「納豆が効く」「白湯を飲むとよい」など、多くの情報が飛び交いました。しかし、免疫のシステムは複雑であるがゆえに、「○○を食べれば、免疫力が上がる」といえるほど単純に強化できるものではありません。単一の食品や栄養素で免疫力を高めることはできず、いろいろな食品や栄養素を複合的にとり、生活習慣を整えていくことによって免疫力は高まっていくものです。

ここを理解していると、「○○で新型コロナウイルスを死滅させられる」などのおかしな広告に惑わされ、健康食品や空気清浄機に高額な支払いをするようなことをしなくてすみます。また、納豆を大量に買い占めて、冷蔵庫を納豆でいっぱいにしてしまうようなことも防げるでしょう。

では、免疫の複雑なしくみとは、どのようなものでしょうか。

実は、私たちは日々その働きを感じながら暮らしています。

私たちのまわりには、たくさんの微生物がいます。しかし、それらが何もかも人体に侵入してくるわけではありません。身体は皮膚で覆われ、簡単には入り込めないしくみになっています。

たとえ、口や鼻から入ってきたとしても、粘膜につかまって、たんや鼻水として外に追い出されます。胃まで侵入したとしても、殺菌力に長けた胃液が待ち受けています。

人間の身体は、病原体に簡単に負けるようなヤワなつくりになっていないのです。二重、三重に防衛のとりでをめぐらせています。

では、身体を覆っている皮膚が傷ついて破けると、どうなるでしょうか。たとえば、ケガをしたときです。微生物は、その裂け目から体内に侵入します。ここで、免疫が反応します。

免疫の主役は、血液中の白血球です。白血球と一言でいうと、一種類の細胞の名前のようですが、実際は何種類もある免疫細胞の総称です。免疫細胞にはそれぞれに役割や闘い方があり、連携して働きます。そうして敵を迎え撃ちます。

その際、赤く腫れたり、痛んだりします。これが「炎症」と呼ばれる症状です。炎症が生じると、人はつらい思いをします。けれども炎症は、免疫細胞がしっかり働いている証でもあるのです。炎症がなければ、ケガを治すことはできません。

また、白く膿むことも多くあります。これは、白血球が病原体を自分の身体にとり込んで食べてしまったあげく、自分も死に、その白血球の死骸が集まった状態のものです。

これが化膿という現象です。

つまり、ケガを治すのは免疫の働きであり、炎症は免疫の働きで起こってくるものなのです。

たいていの闘いはここで終わります。ここまでが「自然免疫」と呼ばれる反応です。

「自然免疫」は生まれながらに備わった原始的な免疫システム

免疫には、2つの種類があります。**「自然免疫」**と**「獲得免疫」**です。

自然免疫は、免疫細胞が病原体を「発見」して闘うチームのこと。「生まれながらに身体に備わった免疫システム」のことでもあります。この免疫は、植物や昆虫、環形動物のミミズなども持っている原始的なシステムです。

私たちの身体のなかで、もっとも頻繁に外界に接するのは皮膚と粘膜です。口や鼻のなか、胃腸などの消化器官、気管支や肺などの呼吸器官など、外界に近い部位は、粘膜で覆われています。

その粘膜は、ベタベタした粘液に覆われています。ベタベタの粘液と粘膜の働きによって、病原体や異物が簡単に入り込めないように守られています。そこには、補体やリゾチーム、インターフェロンなどの攻撃物質が備わっていて、外からの侵入者を待ち構えているのです。

補体とは、外部から侵入してきた病原体にとりついて、相手を破壊するタンパク質の一群です。

リゾチームとは、細菌の細胞壁にある多糖類を分解する酵素で、細胞壁を壊された細菌は死んでしまいます。これは、鼻水や涙、母乳などにも含まれています。

インターフェロンは、ウイルスなどの病原体やがん細胞などに対して分泌されるタンパク質です。主な働きには、抗ウイルス作用や免疫増強作用、抗腫瘍作用などがあります。その作用がとても優れていることから、抗がん剤や肝炎の治療薬として、医療でも使われています。

一方、自然免疫の攻撃部隊として働く免疫細胞たちもいます。自然免疫チームの細胞たちは、血液やリンパ液に運ばれて体内をパトロールし、「あやしい」と感じたものはすべて攻撃していきます。

自然免疫の主役は「好中球」「マクロファージ」「NK細胞」

では、自然免疫チームには、どのような免疫細胞たちがいるでしょうか。

まず、「好中球」「好塩基球」「好酸球」という細胞たちの集まりの「顆粒球」というグループがあります。顆粒球は、細胞のなかに殺菌作用のある顆粒をたくさん持っていることから、この名で呼ばれています。

このなかで、免疫にもっとも関係が深いのが、好中球です。病原体や異物が身体のなかに入ってきたとき、好中球がまっさきに目的地に向かって敵をどんどん食べ、分解していきます。

このように、体内の不要なものを自分のなかにとり込んで、分解していく働きを「貪食」といいます。好中球は、自分の命がつきるまで貪食を行います。

また、好中球には強い殺菌能力もあります。敵を倒すとき、「活性酸素」という物質を発射していきます。活性酸素は酸化力の強い物質で、敵を酸化させて傷つけ、倒していきます。活性酸素については、またのちほどお話しします。

貪食を行う免疫細胞には、「マクロファージ」もいます。マクロファージは貪食の能力が高く、敵だけでなく、寿命のつきた好中球ももくもくと食べていきます。さらに、がん細胞や体細胞の死がいなども見事に食べまくります。そこで、別名を「貪食細胞」といいます。ちなみに、マクロは「大きい」、ファージは「食べる」という意味です。

もう一つ、自然免疫には重要な働き者がいます。ナチュラルキラー（NK）細胞です。

NK細胞は、体内をつねにパトロールしながら、ウイルスなどに感染してしまった細胞やがん細胞を次々に壊していくのです。とくに、がん細胞を見つけて攻撃する細胞として有名です。

NK細胞は、少なくとも50億個、多い人では1000億個も体内に存在しています。では、この数の差はどこから生まれるのでしょうか。食べものや精神状態です。NK細胞は食べものや精神的ストレスの影響を非常に受けやすいのです。

つまり、NK細胞の働きは、生活習慣で強くもなれば、弱くもなる、ということです。

不摂生やストレス過剰な生活を続けている人ほど風邪を引きやすいのは、NK細胞の活性が弱っているためです。

以上の「好中球」「マクロファージ」「NK細胞」が自然免疫の主役たちです。主にこの三者が免疫の先発隊で、見事なチームプレーで異物を倒していきます。

私たちは「抗体」という強力な武器をつくり出せる

もう一つ、免疫には「獲得免疫」というチームがあります。

獲得免疫は、病原体に「感染」することによって後天的に得られる免疫機能です。この免疫チームは、身体に侵入してきた病原体の性質を分析し、対策を立ててから闘うという優れた機能をもっています。自然免疫チームでは倒せなかった敵に対して発動する、後発部隊ともいえるでしょう。

獲得免疫は、自然免疫より強力な力で敵を倒し、病気を治していきます。反面、ここが動くと炎症の状態も激しくなります。実際の戦場でも、闘いが激しくなるほど、それが終わったのちの被害が大きくなるのと同じことです。

では、獲得免疫のチームにはどのようなメンバーがいるでしょうか。

獲得免疫には、2つの主役がいます。リンパ球の「B細胞」と「T細胞」です。

B細胞は、骨髄（Bone marrow）由来の免疫細胞なので、B細胞と名づけられています。その働きは、「抗体」という武器をつくることです。

免疫の働きは、「自己」か「非自己」か判別するところから始まります。

攻撃の対象となるのは、非自己と認識されたものたちです。具体的には、外から侵入したウイルスや細菌などの微生物、または体内で発生するがん細胞などです。これらは、「抗原」とも呼ばれます。

この抗原に対して、B細胞は特異的に結合する抗体をつくり出します。抗体にくっつかれた抗原は、活動が抑えられて無力化します。つまり**抗体は、免疫がつくり出す「最強の武器」となるのです。**

B細胞には、どんな抗原に対してもぴったりの抗体をつくり出す能力があります。抗体が完成すれば、免疫は敵を倒す強力な武器を手に入れたことになります。体内で増殖

免疫細胞の種類と働き

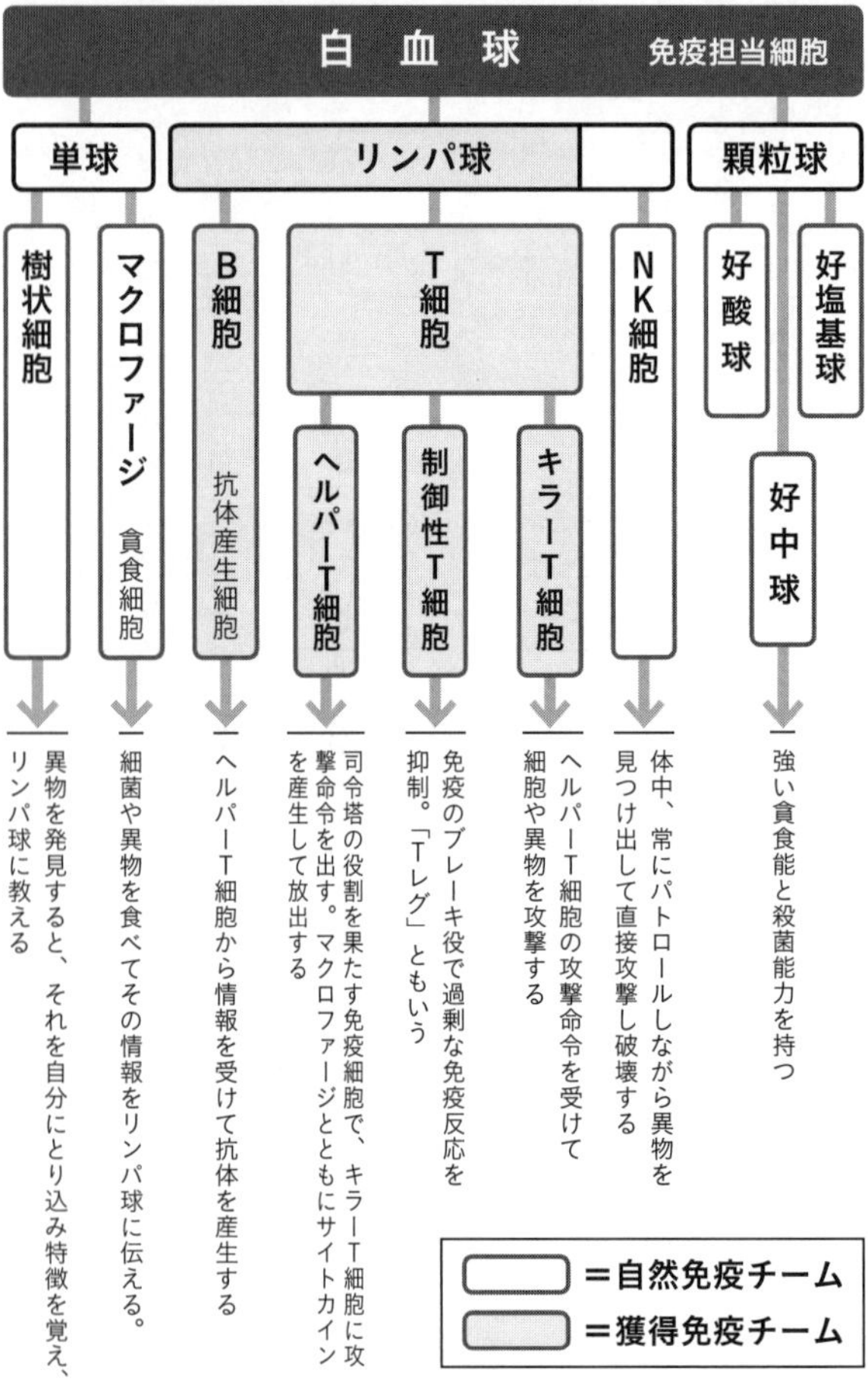
白血球
免疫担当細胞
単球
リンパ球
顆粒球
樹状細胞
マクロファージ
貪食細胞
B細胞
抗体産生細胞
T細胞
ヘルパーT細胞
制御性T細胞
キラーT細胞
NK細胞
好酸球
好塩基球
好中球
異物を発見すると、それを自分にとり込み特徴を覚え、リンパ球に教える
細菌や異物を食べてその情報をリンパ球に伝える。
ヘルパーT細胞から情報を受けて抗体を産生する
司令塔の役割を果たす免疫細胞で、キラーT細胞に攻撃命令を出す。マクロファージとともにサイトカインを産生して放出する
免疫のブレーキ役で過剰な免疫反応を抑制。「Tレグ」ともいう
ヘルパーT細胞の攻撃命令を受けて細胞や異物を攻撃する
体中、常にパトロールしながら異物を見つけ出して直接攻撃し破壊する
強い貪食能と殺菌能力を持つ
＝自然免疫チーム
＝獲得免疫チーム

する病原体を次々に殺し、病気を治す力が高まります。

しかも、このときにつくられた抗体は、抗原がいなくなったあとも血液中をめぐり続けます。そして、再び同じ抗原が体内に侵入してくれば、その抗原とただちに結びつき、倒します。そのため、**次に感染したときには発症せずにすむか、発症しても軽くすむようになるのです**。

たとえば、多くの人が、はしかやおたふく風邪に2回はかからないのは、この免疫の反応がきっちりと行われているからです。反対に、抗体の働きが弱ってしまえば、二度はかからないはずの感染症を発症してしまうことが起こってきます。

「抗体」がつくられるまで、3〜7日もかかる

免疫の「最強の武器」となる抗体ですが、これが満足な働きをするまでには乗り越えなければいけないこともあります。

その一つが、抗体は、抗原と出あってすぐにつくられるのではない、ということです。

時間が長くかかるのです。**初めての抗原が体内に侵入してきてから抗体ができるまでには、約3~7日間もかかります。**

では、抗体ができるまでの間、免疫はどのように病原体から身体を守るのでしょうか。自然免疫の働きです。自然免疫の力が強ければ抗体ができるまでの間、持ちこたえることができます。自然免疫がさらに強力ならば、抗体の完成をまたずに敵を倒せるでしょう。こうなれば、感染はしても、無症状ですむことになります。

けれども、自然免疫が弱いとどうなるでしょうか。抗体ができるまでに病原体の数が増えすぎてしまいます。そうして獲得免疫が抗体を使っていざ働き出したときに、敵の数が多すぎて、闘いが激化する事態を巻き起こしてしまうのです。

これによって炎症の状態もひどくなり、重症化することが多くなります。本人は非常につらい思いをすることになりますし、新型コロナウイルスでは亡くなる人も多く見られました。

もう一つは、抗体のでき方が、抗原の種類によって強弱があり、その働き方もいろいろだということです。抗体としての能力を血液中で保ち続けられる期間も、長いものがあれば、消えやすいものもあります。

たとえば、おたふく風邪のウイルスに対する抗体は、強力で一生保持されます。しかし、通常の風邪のウイルスに対する抗体は、さほど強くなく、保持される期間も長くありません。そのため、風邪は何度でもかかってしまうのです。

また、初めてのウイルスが体内に侵入した場合、最初にできる抗体はウイルスへの吸着力が弱くなっています。つまり、倒す力が弱いのです。しかし免疫とは、非常にかしこいシステムです。ウイルスの型を学習して記憶し、抗体のつくりを変えていきます。そうしてだんだんと強い吸着力を持つ抗体をつくれるようになるのです。

学習後の抗体のウイルスへの吸着力は、最初につくられた抗体より100倍から1万倍も高くなります。こうなると、風邪の治りも速くなるというわけです。

獲得免疫の本隊に備える「司令塔」と「殺し屋」

一方、獲得免疫のT細胞はどのような働きをするのでしょうか。

T細胞もリンパ球の仲間で、胸腺（Thymus）に由来するので、T細胞と名づけられました。

T細胞こそ、免疫の本隊です。この部隊は、主に2つのチームで構成されます。「ヘルパーT細胞」と「キラーT細胞」です。

ヘルパーT細胞は、すべての免疫細胞たちの「司令塔」として働いています。自然免疫チームのマクロファージや樹状細胞は、異物を見つけるとそれを食べて、敵の情報を調べ出します。そして、情報をヘルパーT細胞にどんどん送っています。ヘルパーT細胞は敵の情報を受けとると、それに応じた攻撃物質を準備します。そうして攻撃の戦略を立てて、仲間の免疫細胞たちに指令を出すのです。B細胞に敵の情報を送って抗体をつくるよう命じるのも、ヘルパーT細胞の働きです。すばらしくかしこい免疫細胞なのです。

一方の**キラーT細胞は、非自己となる異物を倒しにかかる実働部隊です**。その強い攻撃力は「殺し屋」という異名を持つほどです。

キラーT細胞も、ヘルパーT細胞の指令を受けて動きます。ヘルパーT細胞に「攻撃！」と命令されれば、異物の攻撃にかかります。「やめ！」といわれれば攻撃を終えます。

キラーT細胞は力が強いぶん、暴走すると大変なことになります。自己である正常な体細胞にも、ダメージを与えてしまうのです。こうなると、炎症の症状が強く現れますし、正常な組織が壊されていってしまいます。これは、病気が悪化することを意味しています。

だからこそ、ヘルパーT細胞の働きは重要です。キラーT細胞が必要以上に働きすぎないようコントロールしているのです。ヘルパーT細胞の統率力があってこそ、キラーT細胞は上手に自分の役割を果たせる、ということです。

なお、キラーT細胞の暴走を防ぐため、免疫システムはもう一つのT細胞を用意しています。そのT細胞を「Tレグ（制御性T細胞）」といいます。Tレグは、攻撃的なキラーT細胞の「なだめ役」です。

キラーT細胞の暴走を防ぐには、Tレグの数を増やすことも大事です。そのためには、私たちの腸にすんでいる細菌「腸内細菌」の働きが重要であることがわかっています。

ここについては、第2章にて詳しくお話しすることにしましょう。

自然免疫は、風邪のウイルスとどのように闘うのか

私たちにもっとも身近な病気。それは、風邪でしょう。

では、風邪にかかったとき、私たちの身体ではどのようなことが起こっているのでしょうか。ここから免疫の働きを具体的に見ていきたいと思います。

風邪の原因となるのは、約90パーセントがウイルスです。主にはライノウイルス、コロナウイルス、RSウイルスなどです。なお、流行性のインフルエンザは、インフルエンザウイルスによるもので、症状の重さも異なるため、医学的には風邪とは区別されています。ただ、インフルエンザウイルスも新型コロナウイルスも、感染すれば、免疫の働きは同じ経過をたどることになります。

私たちの体内に備わっている粘膜には、ウイルスなどの外敵が身体に入り込まないように、繊毛や粘液などでバリアが張られています。しかし、ときに、それを突破して入

ってくるウイルスがいます。

ウイルスは、人の身体に侵入すると、自分の仲間を増やすために、人の細胞に真っ先にとりつきます。

ウイルスは、微生物でもっとも原始的な生物で、宿主がいなくては生きることも、子孫を残すこともできません。宿主とは、微生物が棲みかとし、栄養などの生育条件を依存している相手のことです。**人の体内に侵入してきたウイルスは、人の細胞にとり着いて、なかに入り込むことを真っ先に行います。そうして宿主の細胞が営んでいる正常な働きを止め、宿主の細胞に自分のコピーをつくるように仕向けていきます。**

そのコピーの材料となるのが、宿主とされた細胞と細胞膜です。ウイルスのコピー作業が進めば宿主の細胞は壊れます。そこから新たなウイルスが粒子となって飛び立ちます。1個の細胞からは数千という新たなウイルス粒子が誕生し、新たな宿主を求めて次々と細胞にとりついていくのです。

ですから、感染を放置しておくことはできません。放置すれば、ウイルスにたちまち身体をのっとられてしまいます。

そこで、自然免疫チームの登場です。ウイルスの侵入を発見すると、マクロファージや好中球、樹状細胞が働き、風邪のウイルスを食べつくしていくのです。

また、NK細胞の働きは、ウイルスに感染した細胞を「自殺」させることです。そうしてウイルスもろとも破壊していき、ウイルスのさらなる増殖を防ぐのです。

細胞の自殺は、医学用語では「アポトーシス」といいます。細胞には、遺伝子に障害が生じた場合など、自ら死んで身体を守るようプログラムがなされています。NK細胞にはこのアポトーシスを誘導する働きがあるのです。

風邪の引き始め、のどが痛くなったり、鼻水やくしゃみが出たりします。これはアポトーシスによって細胞を失うことで、粘膜が刺激されるからです。これが炎症の正体であり、免疫の防御の働きによるものです。

ここまでが自然免疫の働きです。この自然免疫のチーム力だけで、風邪のウイルスを排除できれば、発症したとしてもごく軽い段階でおさまります。さらに**自然免疫の力が強ければ、無症状のまま、私たちはウイルスに侵入されたことにも気づかず、日常生活を続けることができるというわけです。**

免疫力の強化に「規則正しい生活が大切」な理由

同じ空間にいて、風邪を引く人がいる一方で、まったく症状の出ない人がいます。この違いこそが、自然免疫の力の差です。

自然免疫は、病原体のことを学習したりしません。侵入してきたウイルスや細菌に特異的に結合する武器をつくることもありません。学習にも武器をつくるにも、時間がかかります。そこに時間をかけていたら、ウイルスはどんどん増殖し、身体の細胞は次々に破壊されてしまいます。その行く末は、組織や臓器の破壊であり、宿主の死です。これを防ぐために、自然免疫はすばやく動き、ウイルスなどの異物を発見したら、ただちに倒していくのです。

ですから、自然免疫のチーム力が、迅速性にも戦闘力にも長けた状態を保てていれば、病原ウイルスに感染しても、症状が出る前、あるいはごく軽度の炎症が出た状態で、敵を退治できます。

反対に、自然免疫では病原体の活動を防げない状態になると、獲得免疫が働き出します。つまり、獲得免疫が活発に働き始めるのは、なんらかの症状が出たあとです。ですから、病気でつらい思いをしないためには、自然免疫だけで対処できたほうがよいのです。

では、自然免疫を強化するには、どうするとよいのでしょうか。

自然免疫は、人類が進化の過程で生得したもので、生まれながらに備わっているシステムです。ただし、一生涯同じ強さに保たれているのではありません。

乳幼児のころは弱く、成長とともに強くなっていきますが、高齢になると低下していきます。これが、子どもや高齢者が感染症にかかりやすく、しかも重症化しやすい理由です。

ただし、同じ人で同じ年齢であっても、生活の状態によっても大きく変わってきます。**若い世代の人であっても、生活のありかたで自然免疫は強くもなれば、弱くもなります。**

これは、自然免疫が「体内時計」の影響をより受けやすいためです。

体内時計とは、約24時間の周期で変動する生理現象のことで、ほとんどの生物に備わったシステムです。人の生命活動も、免疫の働きを含めて、体内時計が刻むリズムに強

NK細胞の数が多い人ほど風邪を引きにくい

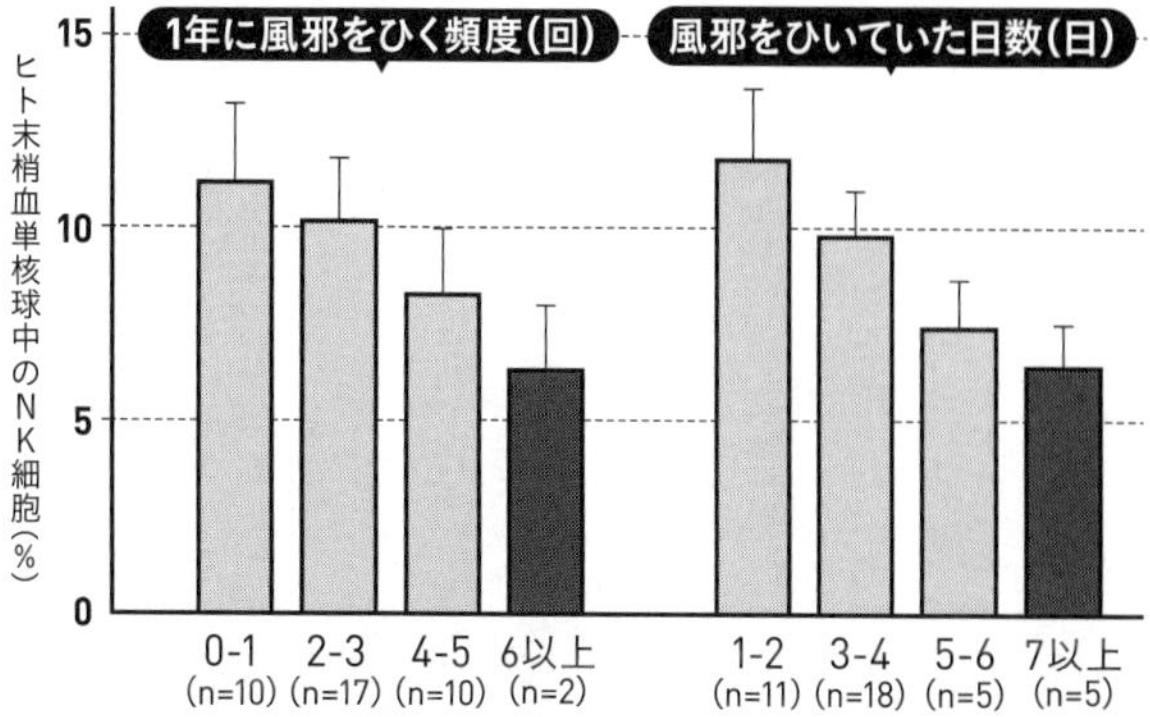

血液中のNK細胞の数が多いほど、風邪を引く回数が少なく、引いたとしても短期間で治る。反対に、NK細胞の数が減ると、風邪を引く回数が増え、その期間も長くなる。

（出典）『免疫力をアップする科学』（藤田紘一郎著／ソフトバンククリエイティブ）

く影響を受けています。

たとえば、NK細胞の活性は朝の9時前後と夕方5時前後に高く、夜の9時ごろになると低くなります。これは、人間が昼行性の動物のためです。

人類は誕生以降、日の出とともに外に食糧を探しに行き、日の入りとともに寝るという生活をおよそ700万年も続けてきました。その生活スタイルにあわせて、人の身体も免疫も進化しています。

大自然に出ていけば、当然、未知なる微生物とたくさん接触することになります。ですから、日中はNK細胞を血液中にたくさん巡らせておき、いつ異物が侵入してきても倒せるように免疫が準備しているのです。反対に、ねぐらのなかで過ごし、異物と遭遇する頻度の少ない夜は、NK細胞の活性を下げて休ませているというわけです。

このように、人の免疫力は、原始的な生活のなかで発達してきたものです。ですから、原始時代のように規則正しい生活をしているときほど高まるのです。反対に、文明的な生活のなかでは低下します。**とくに注意したいのは、昼夜逆転の生活です。**

「残業で帰れない」あるいは「夜は飲みに行きたい」「遊びに行きたい」という生活をしている人がとても大勢います。ですが、夜はNK細胞の活性が極めて低くなっています。その状態で他人と濃厚接触するような場所に身を置くのは、感染症にかかるリスクがあると自覚する必要はあるのでしょう。

若い人であっても、不規則な生活のなかでは、自然免疫の活性を落とし、感染症にかかりやすくなるのです。

バイキンと仲よくする生活が、自然免疫を強くする

自然免疫を高めるためには、もう一つ、重要な方法があります。

それは、自然免疫の成り立ちを知り、そこに近づくような生活を送ることです。

私たち人類は、ウイルスや細菌、カビ、寄生虫などの微生物による攻撃にさらされながら、今日まで生き抜いてきました。いわゆる「バイキン」と呼ばれるモノたちです。そのバイキンに対応してきたのが、免疫システムです。医療や薬やワクチンなどを人が有する以前、人類史のほとんどを人は自らの身体に備わった免疫力だけで対応してきたのです。

そうしたなかでも人類が繁栄してきたのは、私たちの免疫システムが強固で、うまく働いてきたからです。

実際、自然免疫システムは、直面する絶え間ない攻撃にうまく対応して、即応性や有効性の機能を高めてきました。とくに自然免疫が反応するのが、細菌やカビ、酵母などの細胞壁に存在する多糖類の「β-グルカン」という化合物です。その分子を認識し、

強力な攻撃をしかけることで対処しています。

つまり自然免疫にとって、バイキンがほどほどに体内に侵入してくる生活は、機能を高く保ち続けるために欠かせないことなのです。

一方、ウイルスは細胞壁を持ちません。ですから、β－グルカンもありません。でも、バイキンが適度に侵入してくる生活を送っていれば、ウイルス感染を防げます。バイキンと適度に闘う生活をしていると、自然免疫の力を高く保てるからです。その状態の体内に風邪のウイルスが侵入してきたとしても、自然免疫は「異物が来た！」とすばやく反応し、すみやかに排除できるのです。

昔は、人が食べるもののほとんどに細菌やカビ、酵母などの微生物が付着していました。身の回りにもたくさん浮遊していました。人類は食べものや呼吸と一緒に微生物を摂取することで、自然免疫を高めてきた生物なのです。

私はわが子に「落ちたものを食べなさい」と教育した

ところが現在では、その機会が著しく失われています。多くの農作物には殺菌剤や防カビ剤が使用されていて、食べ物と一緒に微生物をとり込みにくくなっています。「食中毒を起こしたら大変」といって、スーパーやコンビニエンスストアなどでは、食品を無菌に保つために消毒剤を大量に使い、保存料や日持ち向上剤という名の食品添加物を混ぜ込ませています。

こうした状態だからこそ、自然免疫の強化には、家庭での食事が重要です。ところが実際には、多くの家庭で、洗剤や消毒剤をたくさん使ってキッチンとダイニングテーブルを無菌状態にしています。「落ちたものは、キタナイから食べてはいけません」と教育する親も増えました。なお、冷蔵庫が普及したことも、現代人の自然免疫が低下した一因と数えられています。

こうしたことはすべて、食中毒などの感染症を防ぐために「必要なこと」と説明されるのでしょう。しかしそれが結果として、微生物が体内に侵入する機会を著しく減らし、自然免疫力の働きを低下させているのもまた事実です。感染症を防ぐとり組みも、いきすぎれば免疫力を弱らせ、感染症にかかりやすい身体にしてしまうのです。

私たちの身体を構成する細胞や免疫システムは、１万年前のものとまったく変わっていません。１万年前とは、人が大自然のなかで他の動物とともに暮らしていた時代です。人類は裸同然の姿で野山を走り回り、その日の糧を得ていました。食べものを地面に置くのはふつうで、得た食糧を水洗いなどせず、多少の土も気にせず、口に入れていたはずです。そうやってたくさんのバイキンを日々摂取することで免疫力を鍛え、恐ろしい病原体の侵入に備えていたのです。

ところが現代の文明社会のように、自然から隔絶されたような環境では、自然免疫を強化するのが難しくなります。バイキンを摂取する機会が著しく減ってしまうからです。それどころか、「感染症が怖い」「バイキンはキタナイ」といった恐怖心や嫌悪感から、多くの薬剤を使ってバイキンを排除するようになってしまいました。そうした生活では、決して免疫力を高められないのです。

反対に、１万年前の生活環境に少しでも近づくようにすると、免疫力が高まり、身体が急速に元気になることが、多くの研究でわかってきています。

その重要なポイントが、細菌などの微生物とは「ほどほどに仲よくする」ということ

なのです。

私は自然免疫の強化には、自宅の床に落としたものは、ホコリを払って食べるくらいがちょうどよいと考えています。テーブルに落ちたものこそ、子どもに積極的に食べさせることです。もちろん、テーブルは水拭きするのがベストで、消毒剤など薬剤を使って無菌状態にしないことです。私は、子どもも孫も「落ちたものを食べなさい」と教育し、幼いころからたくさんの微生物をとり込ませて、強い免疫力を身につけさせました。おかげで、めったに風邪も引かないほど、丈夫な身体になりました。

私たちの生活環境にもともといるバイキンたちには、体内に入ってもただちに命を奪うような危険なものはいません。ただ、免疫力が低下していれば、おなかの調子が悪くなることもあるでしょう。人の自然免疫は、そうやってチョイ悪菌と日々闘うことで、働きを強化しているのです。自然免疫の力が鍛えられれば、チョイ悪菌をとり込んでもなんの症状も出なくなります。**私たちの免疫力は、身の回りの微生物に支えられている。**このことにもっと目を向けてほしいと思います。

アレルギーの予防にも、自然免疫の力が重要

「感染症を防ぐには、身の回りの微生物とほどほどに仲よくすること」

この一文だけを見れば、よほど免疫に詳しい人でない限り、矛盾を感じることでしょう。感染症を起こすのは微生物なのですから、身の回りの微生物を排除すれば、感染症を防げるだろうと考えてしまうところです。

しかし、自然免疫の強化の成り立ちを知れば、それがいかに短絡的で、間違った考え方かよくわかります。くり返しますが、私たちの自然免疫は、微生物と共存することで強くなります。反対に、生物が身体に侵入してこない環境では強くは育たないのです。

今、欧米では、**「衛生環境仮説」**を支持する報告が増加しています。理由は、先進国でアレルギー疾患の患者の急激な増加と重症化が深刻な問題となっているためです。アレルギー疾患も免疫力の低下によって起こる病気です。その原因は、乳幼児期の感染機会の減少にあるというのが、衛生環境仮説です。

先進国では環境が清潔となり、微生物と接する機会が少なくなりました。また、抗生

「自然免疫」と「獲得免疫」の関係

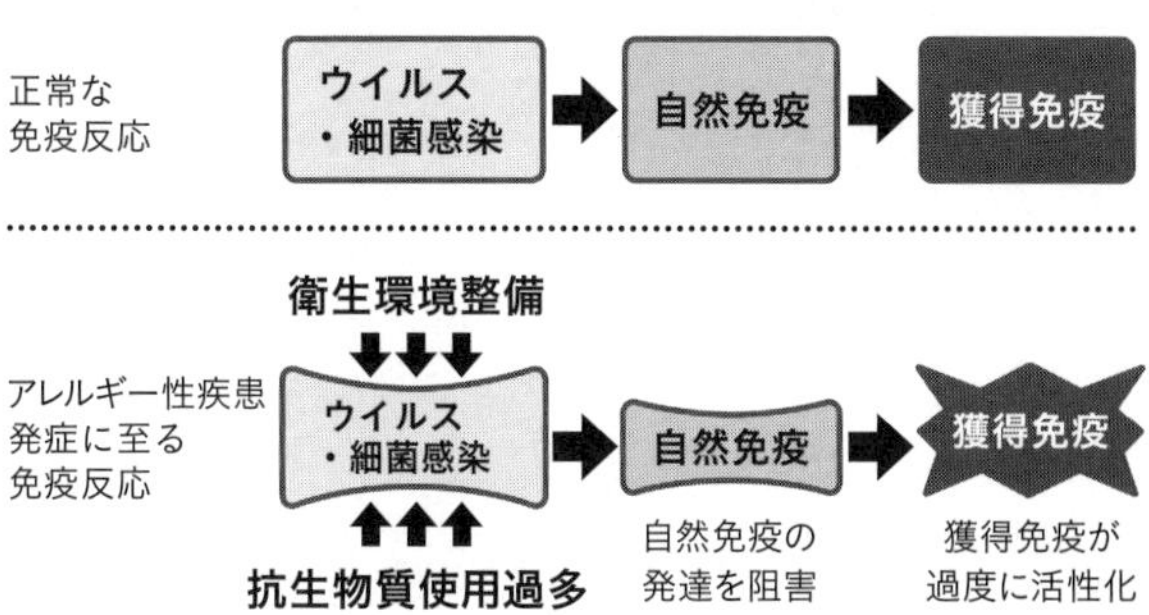

物質の使用頻度が増加したため、乳幼児期の感染機会が著しく減っています。それと反比例するように、アレルギー疾患が急増したことが注目されているのです。

さまざまな微生物との感染が、自然免疫の細胞たちの働きを活性化します。それが、あとに続く獲得免疫の反応の方向性を決めることになるのです。

獲得免疫は、免疫の後方部隊であり、病気を治すために強い力を発揮します。それがときに、自らの細胞を傷つけ、炎症を悪化させ、病気を重くしてしまうことがあります。**獲得免疫は、病気を治すけれども、悪化させてしまうこともある、まさに諸刃の剣なのです。**

この難しい獲得免疫をよい方向に働かせるのが、

自然免疫です。自然免疫がしっかり発達していて、異物を排除する力に優れていれば、獲得免疫はどっしりと後方に控えているだけですみます。たとえ強力な敵が入ってきて獲得免疫の出番が来たとしても、過度の反応を起こすことはないのです。

ところが、乳幼児期の感染機会が減少すると、自然免疫の発達が阻害され、強くは育ちません。結果、獲得免疫の反応が過度に活性化されたり、バランスを崩したりします。それによって、人体になんの害もなさない異物にまで、獲得免疫が攻撃を激しく加えるようになります。その異物がアレルゲンであり、アレルギー疾患はこうして起こってくると考えられているのです。

風邪で発熱するのは、獲得免疫が働いている証

では、ここでもう一度、風邪を引いたときの免疫の働きについて話を戻します。風邪を引いたときの獲得免疫の働きを見ていくためです。

風邪のウイルスに感染して獲得免疫が働くのは、症状が出始めてからです。獲得免疫

は、敵となるウイルスの性質を学習し、記憶してから働き出す免疫チームだからです。

獲得免疫の主役は、リンパ球のT細胞（ヘルパーT細胞、キラーT細胞）とB細胞であることはお話ししました。

自然免疫チームのマクロファージが風邪のウイルスを食べると、免疫システムの司令塔であるヘルパーT細胞にウイルスの侵入があったことが知らされます。

敵の情報を受けとって戦略を立てた司令塔のヘルパーT細胞は、殺し屋であるキラーT細胞に命令を出し、ウイルスと闘わせます。同時に、B細胞へウイルスに対抗する抗体をつくるように指令を出します。

そうして、獲得免疫は、ウイルスに感染されてしまった細胞もろとも、強い攻撃力によってどんどん破壊していきます。破壊された細胞では、炎症が起こります。その細胞からはサイトカインなどの化学物質が放出され、免疫細胞たちに感染の現場に集まってくるよう助けが求められるのです。

また、サイトカインには、脳の細胞のなかで「プロスタグランジン」という発熱の情報を伝える物質をつくらせる作用があります。これが発熱中枢を刺激します。すると、皮膚の血管が収縮して汗腺を閉じ、熱の放散を抑えます。そうして体温を上げることで、免疫細胞の働きをより強めているのです。

免疫学の世界的権威だった故安保徹先生（新潟大学名誉教授）は、「体温が1度上がると、免疫機能が30パーセント上昇する」といっています。体内で増殖したウイルスを倒すには、発熱によって体温を上げて免疫細胞の働きを強める必要があるのです。

ちなみに、私たちの体内では日々たくさんのがん細胞が発生していることをお話ししました。そのがん細胞も、体温が39度を超すと死滅するとされています。多くの人は風邪で発熱することを恐れます。ですが、**ときには風邪を引いて高熱を出すのは、がん予防においてもよいことなのです**。

なお、熱の上がり始めには、寒気がするでしょう。これも重要な免疫反応の一つです。悪寒がするとき、身体は筋肉をふるえさせて体温を上げる手助けをしているのです。

このように獲得免疫では、担当する細胞たちが互いに協力しあい、体内の反応を上手に活用しながら、感染した細胞もろともウイルスを破壊していくことで、風邪を治していっているのです。

発熱はなぜ夜に起こるのか

風邪で発熱するとき、夕方に悪寒を感じたかと思うと、だいたい19時ごろから熱が上がっていき、睡眠中に高熱にうなされることが多くなります。咳や関節痛、頭痛、ふらつきなども増し、うとうとしながらも身体のつらさをうらめしく感じるでしょう。

でも、これらの症状こそ、獲得免疫が働いている証です。体内で、数を急激に増やしていく風邪のウイルスと免疫細胞が闘っている表れなのです。ウイルスや感染細胞の数が増えれば、獲得免疫の働きも活発化します。それによって炎症も激化します。それがなければ、増殖力の強いウイルスを排除できないのです。

なお、**獲得免疫が活発に働く時間帯は夜で、人が眠っていたり、リラックスしていたりするときです。だから感染症にかかると、夜に高熱になり、日中は下がり、また夕方から熱が上がり始めるということをくり返すのです。**

これは、自律神経の働きに関係しています。自律神経とは、自分の意思と無関係に働く神経で、生命の活動をコントロールしています。具体的には、呼吸や心臓の拍動、体温、血圧、内臓の働きなどです。免疫システムも、自律神経の支配を受けています。

自律神経には、活動時に優位になる交感神経と、休養時に優位になる副交感神経があります。両者はいわばアクセルとブレーキのように拮抗して働いています。

獲得免疫の細胞たちは、主に副交感神経が優位の状態で活発に働きます。ですから、**風邪を早く治したいならば、副交感神経が優位となれる状態を自らつくり出し、獲得免疫がしっかり働ける体内環境を築いてあげることです。**

そのために必要なこと。それこそが、休養をしっかりとって、睡眠時間を長く設けることなのです。

ところが、悪寒がしたり、体調の悪化を感じていたりするのに、無理して活動を続けてしまうことがないでしょうか。

活動は、交感神経を優位にし、副交感神経の働きを停滞させます。こうなると、獲得免疫も十分に働けません。つまり、無理をするということは、獲得免疫が病気を治す力を低下させることになるのです。こうなると、風邪をこじらせやすく、長引かせることにもなっていきます。

また、「風邪は薬を飲めばなんとかなる」と考えている人もよく見かけます。しかし、「風邪の特効薬をつくれたら、ノーベル賞もの」とよくいわれるように、風邪に特効薬はありません。風邪のウイルスはさまざまであり、しかもすぐに変異してしまうので、すべてのウイルスを殺せる薬などつくれないためです。

では、「風邪薬」と名乗る市販薬や、風邪で受診して処方される薬は、どんな意味があるでしょうか。これらは、現れている症状を抑えるためのものです。**風邪に施せる医療行為は、症状を抑える対症療法しかありません。**つらい症状をちょっとだけ抑えて、身体を楽にしてあげましょうね、というものです。

しかし、くり返すようですが、ウイルス感染によって生じる症状は、ウイルスそのものが起こすものより、ウイルスを退治しようと免疫システムが起こすもののほうがよほど大きいのです。発熱させているのも、ウイルスではなく、獲得免疫です。その力を薬で抑え込んでしまうのは、病気を治そうとがんばっている免疫の力を抑え込んでしまうことになりかねません。

もちろん、肺炎を引き起こすなど、感染症を重症化させてしまったら、症状にあわせた対症療法が必要です。しかし、通常の風邪、あるいはインフルエンザウイルスのレベルの病原性ならば、睡眠と休養をしっかりとることで治ります。私たち人類は、そうやって多くの感染症を自らの免疫力で治してきたのです。自分の免疫力を信じることもせずに、**風邪薬を安易に飲む人ほど、風邪をこじらせやすいのはこのためです**。

風邪を引いたら、つらい症状が消えるまでゆっくり休むことです。新型コロナウイルスは私たちの社会生活を一変させましたが、一方で、私たちはイヤでもゆっくり休むことの重要性を思い知らされました。症状が現れたのに、いったん和らいだからと活動を始めてしまい、悪化してしまったケースが多く報道されました。コロナウイルスがまだ体内にいるのに活動してしまったために獲得免疫の力が低下し、その隙に乗じてウイルスが再び働きを活性化させてしまったためです。

表に出てくる症状は、「今、身体のなかで免疫細胞たちが闘い、病気を治しているよ」という免疫からのＳＯＳです。このＳＯＳが出ている間は、免疫細胞たちが十分に働けるように、私たちは休養することでバックアップすることが大事なのです。

腸を鍛えておいてこそ、ワクチンの効果は高まる

新型コロナウイルスが世界に拡大を続けるなか、開発が待たれたのがワクチンです。

「いずれ、ワクチンができる」

その言葉に希望を感じた人も多かったのではないでしょうか。

ワクチンとは、獲得免疫の「抗体」を利用した薬剤です。

ワクチンには主に２つのタイプがあります。

一つは、病原体は生きているが、ウイルスや細菌の病原性を弱めた「生ワクチン」です。もう一つは、病原性をなくした細菌やウイルスの一部を使った「不活化ワクチン」です。生ワクチンのほうが効果は高いものの、病原性を弱くしたウイルスや細菌が体内で徐々に増えるため、軽い症状が現れることがあります。不活化ワクチンは、病原性をなくしているぶん生ワクチンより副作用は少ないものの、免疫がつきにくいため、何回かにわけて接種することが多くなります。

ただ、いずれの場合も、予防接種の目的は抗体をつくることにあります。そうして、

いざ病原体が侵入してきたときに〝準備する〟というものです。ですから、ワクチンを接種しておけば、「絶対に発症しない」と確約されるものではない、ということも知っておく必要があります。

ワクチンを接種すれば、その病原体を速やかに排除する力は高まりますが、免疫力が総じて落ちていれば、感染もするし、発症する可能性もあるということです。つまり、**ワクチンを打った場合でも、最終的な効果を決めるのは、自分の免疫力なのです。**

ここでとくに重要となるのが、ヘルパーT細胞の働きです。

ヘルパーT細胞には、「Th-1」と「Th-2」という2つのグループがあります。

Th-1は、細胞を使って免疫反応を誘導するため、「細胞性免疫」とも呼ばれます。感染症では、ウイルスなどの侵入があったとき、キラーT細胞やインターフェロンなどが誘導されて、敵を攻撃します。さらに、NK細胞と一緒になってがん細胞を破壊する重大な働きも行っています。

一方のTh-2は、抗体を使って免疫反応を導くグループです。抗体が血清中のタンパク質であることから「液性免疫」とも呼ばれます。

獲得免疫は「細胞性」と「液性」のバランスが大事

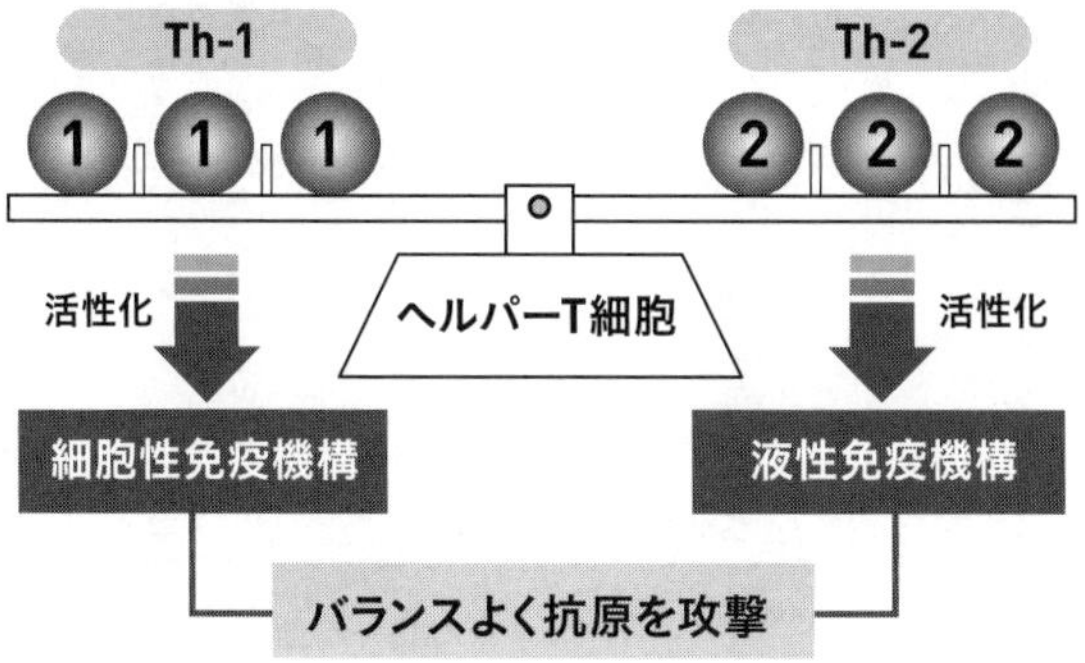

ワクチンの予防接種は、このTh－2を刺激することで、抗体の産生スピードを速め、感染症を防ごうとするシステムです。

またTh－2は、花粉症などのアレルギー性疾患の発生を防ぐ働きもあります。

Th－1とTh－2は、シーソーの関係です。ちょうどシーソーのように互いにバランスをとりあっています。そして、このバランスが崩れたり、両方とも減退すると、感染症やがん、アレルギー疾患を引き起こしやすくなるのです。

ですから重要なのは、どちらかを強化するのではなく、Th－1とTh－2の両方の働きを高めること。ワクチンを接種すれば、Th－2の働きが強化されますが、それによってTh－

1の働きが弱まってしまったら、感染症やがんを防げなくなります。それでは、元も子もありません。

だからこそ、ワクチンの接種を考えるならば、その前にヘルパーT細胞そのものの働きを総じて高めておく必要があります。そのときにワクチンの接種を受けてこそ、効果を十分に得られるでしょう。

ワクチンの開発を研究家たちががんばってくれている間に、私たちにはやることがあります。一人ひとりがTh-1とTh-2の両方をバランスよく高める努力をしておくことです。

そのためにはどうするとよいでしょうか。**T細胞の働きは、腸の状態に大きく影響されます。つまり、腸を鍛えることが重要なのです。**これについても、第2章で詳しくお話ししていきます。

寄生虫との共生を断ち、アレルギーに悩まされるようになった

免疫の反応は、自己と非自己を判別して、非自己と認識したものを排除することから始まると、前述しました。これが一般に語られる免疫の反応です。

しかし私は、ちょっと異なる考え方をしています。

私は長い期間、寄生虫と宿主である人の相互関係を免疫の面から研究してきました。専攻してきた学問は「感染免疫学」の一部で、寄生虫が人の体内を棲みかとしている場合、人体はどのような免疫反応で寄生虫に対応しているかがテーマでした。

人と寄生虫や微生物とのやりとりを研究していると、実は、免疫とは異物を「排除」するためのシステムではなく、他の生物との「共生」をいかにスムーズにするか、そのためのシステムではないか、と考えるようになっていきました。

つまり免疫とは、「生体の防御」というより、「共生のための手段」と考えるようになったのです。それは長年の研究によって、人を終宿主とする回虫やサナダ虫などの寄生虫を腸にすまわせていると、アレルギー疾患やがんの発症が抑えられることがわかったからでした。

アレルギー疾患やがんは、免疫力の低下が引き起こす疾患です。これらを防げるということは、免疫力が高まるということです。寄生虫と共生することで免疫力が高まり、アレルギーやがんを防げることを発見した成果は、アメリカの科学雑誌『サイエンス』にも紹介されました。

実際、日本人は縄文の時代から回虫などの寄生虫を腸のなかにすまわせてきました。終戦時の日本人の回虫感染率は70パーセント超。しかし、戦後に政府主導で集団駆虫が行われた結果、60年代で20パーセント台、70年代で2パーセント台、80年代には0・2パーセントまで減りました。これによって何が起こったでしょうか。アレルギー疾患を発症する人の激増です。

戦前戦後、日本にはアレルギー疾患になる人がほとんどいませんでした。スギ花粉症やアトピー性皮膚炎などもありませんでした。食物アレルギーという、食事によって命を脅かされてしまうような病気になる人もいなかったのです。

日本で初めてスギ花粉症の患者が報告されたのは、1963年、日光市です。日光の杉並木は、17世紀前半に約2万4000本のスギが植えられたことに始まると伝えられています。つまり、3世紀も前から日光の人たちは春になるとたくさんのスギ花粉を浴

寄生虫や結核の感染者が激減したころ、アレルギーの増加が始まった

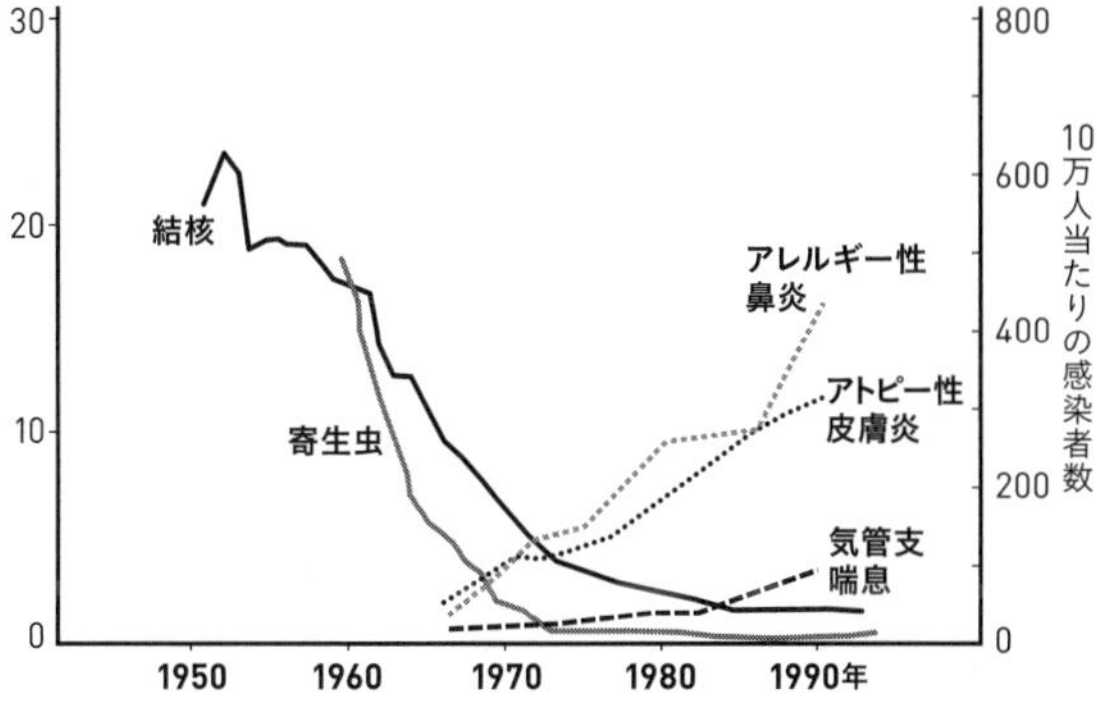

（出典）『清潔はビョーキだ』（藤田紘一郎／朝日新聞社）

びていたはずです。けれども、1963年以前、ほとんどスギ花粉症になる人はいなかったのです。

60年代半ばといえば、ちょうど寄生虫や結核の感染者が減り、日本経済が豊かになるとともに清潔志向も高まりを見せていくころです。

それと反比例するように、スギ花粉症が発生し、アトピーや喘息などのアレルギー疾患も猛威を振るい始めたのです。そして現在、国民の2人に1人がなんらかのアレルギー疾患をもっていると推計されるほど罹患者の多い病気になっています。

日本人は「アレルギーになりにくい民族」だった

なぜ、日本人は回虫との共生を断ち切ったのでしょうか。

終戦後、連合国軍総司令部のマッカーサーは日本人を「不潔だ」と強く抗議しました。それによって、吉田茂首相が「寄生虫予防法」を制定し、集団駆虫を開始しました。

では、マッカーサーは、日本人の何を不潔としたのでしょうか。

昔から日本は、下肥（人の糞尿を肥料にしたもの）を使って畑を耕していました。日本人の腸には回虫がいましたから、大便をするとその卵が一緒に畑に放たれるのです。回虫の卵は野菜にくっつきます。この野菜を食べると、再び人間の腸に卵が戻ってきて、そこで成虫に育つという生態サイクルが育まれていたのです。このため、日本人は年がら年中、回虫持ちでした。

ただし、昔の日本人は、野菜を生のまま食べる習慣がありませんでした。せいぜい浅漬けまでで、葉物野菜はおひたしにするのがふつうでした。そのため、一度に多数の回虫をおなかに入れることはなかったのです。ほどほどに飼って、回虫と上手に共存していました。

ところがアメリカ人には、生野菜をサラダにして食べる習慣がありました。回虫の卵がついた野菜を生のまま食べたことで、日本にいたアメリカの軍人たちは、一度に大量の卵をとり込んでしまったのです。抗体を持たない彼らは、腹痛や下痢などで死ぬほどの苦しい思いをしたのでしょう。これが、マッカーサーが日本人を「不潔だ」といい、吉田首相が国をあげて集団駆虫を熱心に行った理由です。

実際、大量の回虫が腸で発生してしまうと、閉そくを起こしたり、回虫が肝臓に入り込んでしまったり、小腸を破って腹膜炎を起こしたり、総胆管に迷入してすい臓炎を起こしたりすることが報告されています。ただし、これは大量発生してしまった場合などまれなケースであり、現実には、ほどほどの数が腸にいることで免疫力が強化され、アレルギーやがんが防がれるという、とてもよい仕事をしてくれていたのです。

つまり日本人は、回虫との共存の歴史を持たなかったアメリカ軍の偏った考え方によって、彼らとの共生を断ち切ってしまったことになります。これによって何が起こるかは、誰も予想できませんでした。

1960年代、回虫の集団駆除が完成した日本では、アレルギー患者が少しずつ現れ始めていました。そのころ、アメリカではすでにブタクサの花粉症が大流行していました。当時、アメリカ人は世界でもっともアレルギーになりやすい国民といわれていました。一方、日本人はもっともアレルギーになりにくいといわれていたのです。

しかし今では、「世界でもっともアレルギーになりやすいのは日本人」といわれるほどの状況になっています。

「アレルギーを起こさない特別な抗体」がある

それではなぜ、回虫などの寄生虫に感染していると、アレルギーになりにくいのでしょうか。これにも、抗体の働きが関係しています。

抗体には、「IgE」「IgG」「IgA」「IgM」などいくつかのタイプがあり、それぞれに異なる働きをもっています。

このなかでアレルギー反応を激しく引き起こすのは、主にIgE抗体です。

たとえば、自然免疫の弱い人が、スギ花粉を毎年のように吸い込み続けたとしましょう。すると、B細胞が過敏に働き、やがてスギ花粉に対応する「IgE抗体」がつくられます。

IgE抗体は、「肥満細胞」の表面に付着します。肥満細胞とはヒスタミンやセロトニンなどの化学物質をいっぱい詰め込んで、まるまる太った細胞のこと。この細胞は、鼻の粘膜のほか、目の粘膜、気管の粘膜、皮下など身体のあらゆる粘膜に存在します。

アレルギー反応を起こすのは、IgE抗体と肥満細胞です。この2つが結合したところに、スギ花粉などのアレルゲンがくっつくと、アレルゲンが破壊されるのです。

同時に、肥満細胞も壊れます。すると、肥満細胞に詰まっていたヒスタミンやセロトニンなどの化学物質がいっせいに放出されます。ヒスタミンなどの化学物質は、鼻の粘膜の組織を傷つけ、炎症を起こします。結果、鼻水や鼻づまりなどのつらい症状が引き起こされるのです。

つまり、IgE抗体の働きを抑えられれば、アレルギー症状を防げることになります。

私の研究によって、回虫などの寄生虫が人の腸にいると、肥満細胞と結合しても破裂させない特別なＩｇＥ抗体がつくられることがわかりました。活発な反応を起こさないことを「不活性」といいます。寄生虫感染がつくり出すのは不活性のＩｇＥ抗体で、この抗体が多くめぐっていると、人の体内ではアレルギー反応が起こりにくくなるのです。

「キタナイ」という理由で微生物を排除しない

回虫やサナダ虫の終宿主は、人間です。終宿主とは、寄生する生体が生殖行動をとる最終的な居場所です。寄生生物の安楽の地ともいえるでしょう。

今では日本人のほとんどの人が、回虫には感染していません。ですから、もしも自分が感染したり、身近で感染した人がいたりすると、「キタナイ」「コワイ」「キモチワルイ」と思うでしょう。しかし、共生関係にある寄生生物が身体にいてくれることは、終宿主の免疫にとって、非常によいことです。これを人の身体と回虫との会話で表すならば、人の身体「回虫さん、僕のおなかにいていいよ。栄養もちょっぴりわけてあげる」

回虫「ありがとう！　お礼に、私がアレルギーを抑えてあげるね。免疫力も高めてあげるから、健康に長生きしてね。そうすれば、私も私の子どもたちも、いっしょに長生きできるでしょう」

というような暗黙の了解が成立していたのです。

人と寄生虫は、長い長い進化の歴史のなかで、こうした共生関係を築いてきました。ここでは寄生虫を例に説明しましたが、私たちは同じような共生関係を、第2章でお話しする腸内細菌とも結んでいます。

これらの寄生生物は、人の身体のなかでしか生きられません。だからこそ、人の免疫に排除されないよう、自分を攻撃しない抗体を見事につくらせます。

その抗体はアレルギー反応を抑えますし、寄生生物の存在そのものが免疫力の向上にも働いています。そうすることによって、寄生生物自身も、安心して長く暮らすことができます。そのために必要なことを、せいいっぱいがんばってくれているのです。

けれども、日本人は、回虫などの寄生虫との共生を断ちました。一度断絶された共生関係を再び築くのは、簡単ではありません。不活性のＩｇＥ抗体をもたない人の体内に、万が一、回虫が入ってくれれば、免疫が反応して激しく攻撃し、腹痛や下痢など苦しい症状が引き起こされることになってしまうからです。

アニサキス症もアレルギーの一つ

私は、すべての寄生虫が免疫力の強化に働いている、といっているのではありません。悪い寄生虫ももちろんいます。

ライフスタイルの基本を人間に置いている寄生虫、つまり人間に昔から寄生しているような寄生虫は、人間の免疫を高めてくれます。

しかし、他の動物を宿主とする寄生虫は違います。その寄生虫はその動物を守りますが、人に侵入してくると、とても怖い虫になります。

たとえば最近、よく話題になるアニサキスは、サバやイカ、アジ、サンマ、イワシ、タラなどにいる寄生虫で、終宿主はイルカやクジラなどの海棲哺乳類です。サバなどの魚にいるのはアニサキスの幼虫で、これを人が誤って飲み込んでしまうと、幼虫はびっくりして人の胃壁や腸壁に頭を突っ込みます。

すると、大人が身もだえるほどの腹痛を起こし、ほとんどの人は救急車を呼びます。アニサキスという虫に対するアレルギー反応によって、胃の粘膜全体に急激な痙攣が走って、それが猛烈な痛みとなるためです。

つまり、アニサキス感染で腹痛を起こすのも、アレルギー症状の一つなのです。何度もアニサキスの幼虫を生きたまま飲み込んだ経験があり、それによって抗体がつくられてしまったのです。よって、アニサキス症になるのは、日ごろから魚を生でよく食べる人に限られます。

私も過去に何度かアニサキス症になりました。「死ぬ！」と思ってしまうほどの痛みですが、私はそれがアニサキスの幼虫によるものだとわかったので、脂汗をたらしながらもがまんしました。幼虫も生きていますから、やがて胃壁から頭を外します。そうすると、痛みは驚くほどスーッと消えていきます。

ところが、免疫力が落ちた状態のなか、生魚を頻繁に食べてしまうと、死んだアニサキスにも免疫が反応し、腹痛が起こるようになります。さらに悪化すると、あらゆる魚のタンパク質にも反応するようになります。こうなると、和食が食べられなくなります。

ほとんどの料理には、魚の出汁が使われているからです。

このようなアニサキス症が生じるのは、人がクジラやイルカを終宿主とするアニサキスを身体に入れてしまうことが原因です。アニサキスは人にとっては憎くて怖い寄生虫ですが、クジラやイルカの体内ではよい働きをたくさんしているのです。

新たな感染症は、文明社会の隠されたリスク

２００２年に中国で流行した「重症急性呼吸器症候群（サーズ）」の病原体は、もともとはコウモリのコロナウイルスでした。２０１２年にサウジアラビアで流行した「中東呼吸器症候群（マーズ）」は、ヒトコブラクダのコロナウイルスが原因です。

今回の新型コロナウイルスも何らかの野生生物、現時点でははっきりわかっていませんが、おそらくコウモリのウイルスだろうと見られています。人に恐ろしい思いをさせるこれらの新型ウイルスも、終宿主となる生物の体内にいるときにはおとなしく、ひっそりと暮らしています。

ところが、それを人が誤ってとり込んでしまうと、大変な感染症を引き起こすことになります。私たちにとっては恐ろしい出来事となりますが、**新種の病原体が人間社会を襲うことは、今後も起きると考えておいたほうがよいと、私は思います**。人間が効率重視の文明的な暮らしを続ける限り、このリスクと隣り合わせで生きていることになるからです。

それは、地球の歴史を見るとよくわかります。

今から約40億年前、誕生からおよそ６億年が過ぎた原始地球の表面は、小天体が落下して爆発が起こっていました。また、海底火山が噴火し、上空では雷鳴がとどろいていました。これらのエネルギーを使って生じてきたのが、アミノ酸や糖、核酸塩基などの生命の素材です。それらが海のなかで複雑に組織化され、生命の誕生にいたりました。

この地球の46億年の歴史を、１年というカレンダーにまとめてお話ししたいと思います。

地球誕生の日を１月１日とすると、最初の生命となる微生物の誕生は３月25日、海中の生物が陸に上がったのが11月20日です。では、人類の登場はいつでしょうか。それは

12月31日の午後2時30分となるのです。この地球上にまだ9時間30分しかいない**人類こそ「新種」であり、地球はもともと微生物のものだったのです**。

こうして見れば、「地球は人類のために存在する」という考え方が間違っていることがわかります。人類よりはるか以前に地球にすみついていた微生物は、地球のいたるところ、またあらゆる生物の体内に存在しています。

なかでも熱帯雨林は彼らの絶好の棲みかとなっていて、とくにウイルスにとっては世代交代がもっともスムーズに行える場所です。熱帯雨林では、約3600種ものウイルスが確認されています。それらのウイルスは各自、熱帯雨林のなかで、豊富に存在する野生動物を宿主として、世代交代を自然に続けています。

それを壊してしまったのが、人間でした。人間は熱帯雨林に入り込み、どんどん開発を行っていきました。それにともない、人間は未知の自然環境に身を置き、未知の動物と接触し、ときにそれを食べるようにもなりました。結果、自然界の動物を本来の宿主としているウイルスに襲撃されるようになったのです。

ウイルスは新しい宿主に出あうと、猛烈な攻撃を開始します。これが新しいウイルス

が、人を殺してしまう理由なのです。

自然界の動物だけで形成されていた微生物の感染サイクルが、人間の行う開発によって、行き場を失った動物たちとともに人間社会に入ってきました。世界は今、グローバル化が進み、人もものも自由に動くよう発展しています。人が動けば、微生物も動きます。土地の開発は人が豊かに便利に生きるうえでやむをえないこととされています。となれば、人間が未知の微生物と出あうのは防ぎようのないことになるのです。

しかも地球温暖化が急速に進むなか、自然界でおとなしくしていた微生物が、活動を始めるだろうという危険性にも今、人間はさらされています。日本の川や海の底には、生きて代謝機能を維持してはいるが、培養できない状態の細菌、すなわち「潜生菌」がわんさといることがわかっています。そのなかには、かつて日本人の多くを殺したコレラ菌もいます。そうした潜在菌が、地球温暖化によって、だんだんと目覚めつつあるのです。

キタナイはキレイ、キレイはキタナイ

くり返しになりますが、この地球は人類のものではなく、人類より先にすみついた微生物のものです。微生物たちは地球のあらゆるところに存在します。効率優先で自然環境を省みないような人間の身勝手な行動が、微生物たちの「安定した生態系」を乱せば、その結果として、微生物たちの逆襲を人間が受けるようになる。一人一人がこのことに気づき、行動を見直していかなければ、微生物の逆襲はくり返し行われることになると考えるのが自然でしょう。

そして、新しいウイルスと人が出あってしまったとき、ワクチンも特効薬もないなかで対応するのは、自分自身の免疫力だけだということも、しっかり自覚することです。免疫力を高めるために、ぜひ一度、自分に問いかけてほしいことがあります。

「キレイとは、なんだろうか」
「キタナイとは、なんだろうか」

あなたは、どう答えるでしょうか。

新型コロナ対策として、自分の手や身の回りの消毒の重要性がずいぶん叫ばれました。驚いたのは、

「人の手は、トイレの便器や床よりもずっとキタナイ」

と、「感染症の専門家」と名乗る人が真剣に語っていたことです。「だから、しっかり手洗いをしましょう」ということでした。

こうした人たちは、「細菌の数」で「キレイ」か「キタナイ」かを決めているようです。

たしかに、私たちの手にはたくさんの細菌がいます。しかしそれは、皮膚の健康を守っている共生菌たちです。「皮膚常在菌」と呼ばれるものたちです。

人間の皮膚には、表皮ブドウ球菌や黄色ブドウ球菌をはじめとするたくさんの皮膚常在菌がいます。米国コロラド大学のロブ・ナイト教授らの研究チームが、学生を対象に調査した結果、平均して１人あたり細菌１５０種以上、全員ののべにして４５００を超える種類の細菌が見つかり、とても多様な微生物が存在していることがわかりました。

では、たくさんの常在菌たちは、私たちの皮膚をキタナクする存在なのでしょうか。

そうではありません。彼らは、皮膚から出る脂肪をエサにして、脂肪酸の皮脂膜をつく

り出しています。

この皮脂膜は弱酸性です。病原体の多くは、酸性の場所で生きることができません。つまり、**皮膚常在菌がつくり出す弱酸性の脂肪酸は、病原体が付着するのを防ぐバリアとして働いているのです**。

皮膚常在菌がつくる酸性のバリアは、感染症から身体を守る第一のとりでです。ここがしっかり築かれていれば、病原体が手指にくっつくのを防げます。

すなわち、皮膚常在菌たちが病原体の付着しにくい手をつくってくれているのです。こうした皮膚常在菌に守られた手が、本当に「キタナイ」のでしょうか。これこそまさに「キレイ」な手ではないかと、私などは思うのです。

手洗いもやりすぎれば、感染症にかかりやすくなる

では、薬用せっけんや消毒剤などを使って、手を洗ったらどうなるでしょうか。薬用せっけんでしっかり手を洗い、消毒剤を手に吹きかければ、たしかに外から付着したウ

イルスなどを排除できます。それと一緒に皮膚の健康を守っている皮膚常在菌も数を減らしてしまいます。

　実際、石けんを使うと、１回の手洗いで、皮膚常在菌の約90パーセントが洗い流されると報告されています。ただし、１割ほどの常在菌が残っていれば、彼らが再び増殖し、12時間後にはもとの状態に戻ることがわかっています。

　したがって、１日１回、お風呂に入って身体をふつうに洗う程度であれば、弱酸性のバリアを失わずにすみます。朝起きて出勤するころには、皮膚常在菌はもとの状態に戻っているでしょう。

　ただ、昔ながらの固形石けんでさえ、常在菌の約９割を洗い流してしまう作用があるのです。薬用石けんや液体ハンドソープ、ボディソープなど、殺菌作用に優れた洗剤で手指を細部までしっかり洗い、さらに消毒剤などを吹きかけたりしたら、どうなってしまうでしょうか。さらに多くの皮膚常在菌が排除され、12時間ではもとに戻らなくなります。

　こうしたことを、外出やトイレのたびにしていたら、わずかながらに残された皮膚常在菌が復活する時間を奪ってしまうことにもなります。

そうして皮膚常在菌の数が著しく減ってしまうと、皮膚は中性になります。脂肪酸のバリアがつくられなくなってしまうからです。こうなると、外からのウイルスや細菌が付着しやすくなります。そこには、病原性を持つものもいるでしょう。人が感染症にかかりやすくなる状態が築かれてしまうのです。

つまり、**殺菌作用のあるものを使って、手を無菌状態に保とうとすれば、かえって病原体が付着しやすい状態がつくられてしまう、ということなのです。**

1日に何度も手洗いをしてはいけない

もちろん私は、「清潔にしてはいけない」といっているのではありません。

衛生環境を整えることが、感染症予防の必須事項であることは、疑う余地のないことです。実際、日本も近代に入って生活環境が清潔に整い、なおかつ医学が発展したことによって、国民の平均寿命を大きくのばしました。感染症で死ぬ人が減ったためです。

しかし、**行きすぎた超清潔志向が、皮膚の弱酸性バリアをとり除き、免疫力を低下させるのはたしかなことです**。免疫力の低下は、感染症だけでなく、アレルギー疾患やがんなどの病気を引き起こす原因になってしまいます。

では、行きすぎた超清潔志向とは、どんなことでしょうか。殺菌作用のある石けんや消毒剤で1日に何度も手を洗ったり、身の回りのものに消毒剤を吹きかけたり、空気中の微生物を排除するような薬剤をまき散らしたりすることです。

私たち日本人は、回虫などの寄生虫を追い出し、免疫力を大きく低下させた経験をすでに一度しています。目先の「キレイ」「キタナイ」に惑わされ、自分の身体を守ってくれている常在菌を再び失うようなことを、もうしないでほしいのです。

ところが現実には、すでにそれが起こってきています。

ご自身の手を見てください。皮膚がカサカサになったり、石けんで手を洗うとピリピリとした刺激を感じたり、指先にヒビが入っていたりしないでしょうか。これこそ、皮膚常在菌が数を著しく減らしている状態です。

皮膚を洗いすぎると、皮脂膜がはがれ落ちます。すると、皮膚表層の角質層にすき間が生じ、皮膚を組織している細胞がバラバラになっていきます。こうなると、皮膚に潤いを与えている水分が蒸発し、カサカサしてきます。この状態が乾燥肌です。

皮膚がこうした状態になっているのに、石けんや消毒剤をさらに使ってしまうと、乾燥肌が進行し、炎症を起こします。

「最近、手や顔、身体の洗いすぎによって皮膚炎を起こしている人が増えている」とは、皮膚科医の指摘するところでもあります。

皮膚常在菌のつくる皮脂膜は、天然の保湿成分です。皮膚にとって、皮脂膜ほど優れた保湿剤はありません。しかしほとんどの人は、その皮脂膜を薬剤で洗い落とし、「手がカサカサするから」と、人工的につくられた高価な保湿剤をぬっています。

ここに大きな矛盾を感じないでしょうか。

私は、**ふだんの手洗いは流水で10秒で十分と考えています。**皮膚常在菌の皮脂膜があれば、外から付着したウイルスなどの病原体は十分に洗い流せます。反対に、皮膚常在菌は洗い流さず、守ることができます。それだけでは心配というならば、人の多い場所に出かけたときには、流水で20秒くらい流せば、平時は十分だと思います。

新型コロナウィルスが蔓延している時期にこんなことを言うと、「手はあまり洗わなくてもいい」と誤解する人も出てくるかもしれません。緊急事態の時期には、外出から帰ったら必ず手を洗うことは大切です。いい加減に洗わずにいつもよりも丁寧に洗うことが必要です。

しかし、繰り返しますが、洗いすぎには注意しなくてはなりません。**テレビ番組などで紹介されているような「石けんを使ったしっかりとした手洗い」は、新型コロナウィルス流行などによる緊急時の方法です。**平時にまで薬用石けんなどで頻繁に手を洗っていると、皮膚常在菌の再生が間にあわず、大切な皮脂膜を失うことになります。

ウイルスの目的は「殺人」ではなく「共生」

杏林大学医学部感染症学教室で長年研究を続け教授を務めた神谷茂博士は、次のように語っています。

「人は生まれた直後から、微生物とともに生きている。清潔にするのは悪いことではないが、われわれの敵か仲間か見極めず、すべてを敵視するのは、いきすぎだ」

微生物には、私たちに病気を起こすものがいる一方、健康を守ってくれているもの、免疫力の強化のために働いているものなどがいます。

地球上に無数にいるウイルスのうち、人に病気を起こすウイルスはわずか1パーセントで、残りの99パーセントは病気を起こさないとも見られています。

それでもときには風邪を引き、食あたりを起こすでしょう。これは、原因となる微生物に勝てるだけの免疫力が、今の自分の身体にないからです。

ただし、私たちの免疫力は、特定の病原体と接するたびに学習し、抗体の力をだんだんと強めていきます。このことはお話ししました。ですから、免疫力を高めるためには、微生物とふだんから適度に接する生活が重要です。

一方、ウイルスのほうも学習します。ウイルスの目的は、宿主となる人を殺すことではなく、寄生することだからです。感染拡大の初期は、自分の子孫を増やすために、感染力を高めます。それによって病原性も強まります。ですが、やがてウイルスも学習します。病気を悪化させて宿主が死んでしまったら、自分たちも生きていられない、ということに気づくのです。それでは困るので、病原性をだんだんと弱めていきます。そうやって生き残る道をウイルスも探すようになるのです。

そうして**ウイルスが病原性を弱めていく一方で、人間は抵抗力を高めていきます。そのバランスがとれたとき、流行は必ず治まっていきます**。ですから私たち人間は、慌てず恐れず、自分の免疫力の向上に努めながら、そのときを冷静に待つ必要があるのです。

第2章

免疫力は「腸内細菌」で強くなる

人の身体は9割が細菌でできている

免疫力を高めるには、ウイルスや細菌などの微生物を恐れすぎず、ほどほどに仲よく共生することが大切であることを第1章でお話ししました。

それは、私たちの身体のほとんどが細菌で占められていることからもわかります。

「人の身体は9割が細菌、人は1割」という計算があります。

人の身体はおよそ37兆個の細胞で構成されています。

これに対し、人体にはざっと計算しても100兆個以上もの細菌がいます。

細菌は、すべてが遺伝情報をもっています。一方、人間の身体のなかで遺伝情報をもつのは、約11兆個の細胞だけです。約26兆個の赤血球は、DNAを持っていません。

つまり、遺伝情報をもつもののみで計算すると、**「人の身体は9割が細菌、人は1割」となるのです。**

この**共生菌のほとんどは、腸にいます**。腸には、「腸内細菌」と呼ばれる細菌たちがすんでいます。その数は、約200種類100兆個にもなると推計されるのです。

人の身体はたくさんの細菌に守られている

●ヒト共生細菌の分布、数

部位	細菌密度	部位における細菌数
大腸	10^{11}	100兆
歯垢（プラーク）	10^{11}	1兆
唾液	10^{9}	1000億
肌	$<10^{7}$／cm²	1000億
小腸上部※	10^{3}〜10^{4}	1000億
小腸下部※※	10^{8}	1000億
胃	10^{3}〜10^{4}	1000万

※十二指腸、空腸　※※回腸

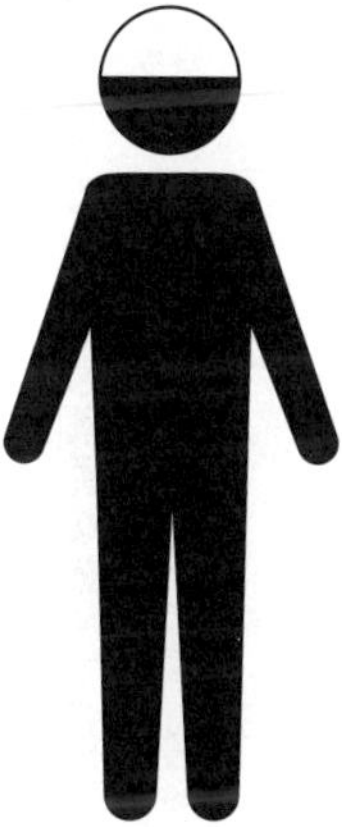

10%　ヒト細胞（遺伝子保有）

90%　共生細菌

ヒトにおける共生細菌の占有率

$$\frac{\text{共生細菌}\quad 1.0\times10^{14}\text{個}}{\text{ヒト細胞＋共生細菌（遺伝子保有）}\quad 1.11\times10^{14}\text{個}}\times100=\mathbf{90\%}$$

（出典）「すこやかメッセージ」（No.60：14. 2016冬号、貴家康尋博士監修／NPOレックス・ラボ発行）

この腸内細菌の働きが、免疫においてはとても大切です。

しかも腸には、免疫細胞の約7割が集まっています。その免疫細胞の働きを活性化しているのが、腸内細菌なのです。

人の腸は「ちくわ」のようなもの

いったいなぜ、腸にはこれほどの免疫細胞が集まっているのでしょうか。

そのことをわかりやすくお伝えするために、消化管を〝ちくわ〟にたとえてみたいと思います。

ちくわの中心をとおる空洞は、ちくわの一部のようであり、ちくわの外側でもあります。人の消化管は、口から肛門までつながっていて、それはまるでちくわの空洞のようなもの。消化管は、体内にありながら外部とじかに接する場所なのです。このため、消化管は「内なる外」とも表現されます。

消化管は、生命維持に欠かせない栄養素や水分をとり込む一方で、病原体も入り込んできます。「清濁併《あわ》せ呑む」という言葉があるように、消化管は、まさに薬も毒もみんな飲み込んでいくのです。

とくに腸は、食べたものを消化し、体内に吸収する場所。病原体や有害物質の多くも、腸から体内に侵入しようとします。そこで、免疫力の約７割が身体を守る門番として腸に集中しているのです。

具体的には、腸で免疫の働きを行う組織に**「パイエル板」**があります。

小腸は、「絨毛《じゅうもう》」という細かなヒダでびっしりと覆われ、絨毛の表面にはさらに細かな「微絨毛」が生えています。この絨毛の間に、ドーム状をしたパイエル板が点々と存在しています。

パイエル板は、腸にしかない特別な免疫組織です。パイエル板の上部には微絨毛がなく、平らになっていて、粘液で薄く覆われています。そこには「Ｍ細胞」という特殊化した細胞があります。Ｍ細胞が、腸での免疫応答の起点です。病原体が小腸に侵入してくると、Ｍ細胞がすかさずなかにとり込んで、パイエル板に届けるのです。

パイエル板の内部には、マクロファージや樹状細胞が待ちかまえていて、これを食べ

小腸のなかの免疫の働き方

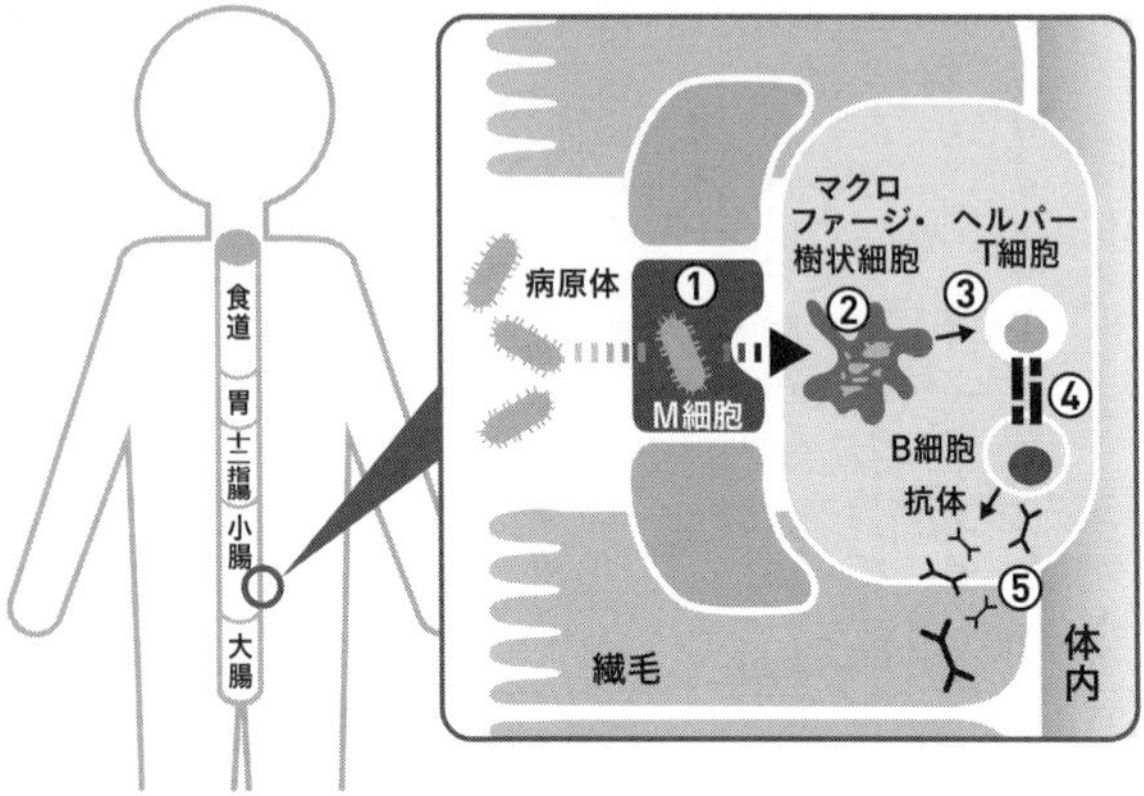

ます。そして病原体を分解し、ヘルパーT細胞に情報を送ります。するとヘルパーT細胞は働きを活性化して、B細胞に「抗体をつくりなさい」と指令を送る、というわけです。

ほかにも、腸管の上皮細胞のいたるところにはT細胞やB細胞がいて免疫力を発揮しています。とくに腸にいるT細胞は免疫力が優れています。

前述したとおり、私たちの体内では、毎日たくさんのがん細胞が発生しています。ただし、がん細胞は正常細胞が変異したものので、もともとは身内の細胞です。そのため、免疫細胞ががんをたたく力は、本来それほど強くないのです。しかし、パイエル板で訓練されたT細胞は違います。働きが活性化されていて、がん細胞を攻撃する力が強くなっているのです。

このように、腸のなかでは免疫細胞たちが日々訓練されています。この**腸管免疫こそが、体内で最大で最強の免疫系なのです。**

腸内細菌には免疫力を高める「黄金バランス」がある

腸は人体で最大の免疫器官であって、その免疫組織を活性化しているのが腸内細菌であることがわかってきています。

たとえば、腸のなかで乳酸菌が増えると、免疫力が強くなることが知られています。乳酸菌の細胞壁には強力な免疫増強因子があって、それが腸にいるT細胞やB細胞を刺激し、働きを活性化しています。

ただし、**免疫力の増強に必要なのは、乳酸菌などの善玉菌だけではありません。日和見菌や悪玉菌と呼ばれる細菌たちも、それぞれに大切な働きをしています。**

腸内細菌は、宿主にどのように働くかによって、便宜上、「善玉菌」「悪玉菌」「日和見菌」にわけて考えられています。

善玉菌は、免疫細胞の増強に働く一方、腸壁を弱酸性に保ち、病原体が繁殖しにくい環境を整えています。食べたものを発酵させる力が強く、人体に重要な多くの栄養素を合成する働きもあります。

悪玉菌の細菌の多くは、腐敗菌です。そのため、増えすぎると腸内環境が悪化し、免疫力も低下します。また、異常に繁殖した悪玉菌がつくった腐敗ガスは、腸壁を傷つけるうえ、体内に入り込めばがん細胞を生み出す原因になります。

ただし悪玉菌は、善玉菌にとって必要な存在でもあるのです。菌はライバルがいることで、なわばりを奪われてはならないとがんばる力を高めます。善玉菌にとっては、悪玉菌がライバル。そのライバル心が、免疫細胞を増強させ、腸内環境を整える原動力にもなっているのです。

悪玉菌が問題になるのは、異常に増えすぎて、善玉菌とのバランスが崩れたときです。

こうなると善玉菌は数も働きも弱まってしまい、腸内環境を悪化させることになってしまうのです。

一方の日和見菌は、善玉菌と悪玉菌のうち、優勢なほうの味方をする細菌たちです。

近年の遺伝子研究の進歩によって、腸内細菌たちのほとんどが日和見菌であることがわかってきました。善玉菌が優勢になれば、日和見菌がいっせいに善玉菌に味方し、免疫力の増強に働いてくれるのです。

腸内環境は、「善玉菌：悪玉菌：日和見菌」の比率が「2：1：7」のときに、もっともよい状態に整うことがわかっています。これはまさに、免疫力を高める黄金バランスといえるのでしょう。

免疫力を高める「腸内フローラ健康法」

腸内細菌の活動力を高めて免疫力を強くし、身体全体を健康的な状態にする健康法を、**「腸内フローラ健康法」**と私は名づけています。

腸内フローラとは、腸内細菌叢《そう》のこと。叢は、草むらという意味です。

腸には、およそ200種類の細菌がいるとお話ししました。細菌たちは、仲間の菌と集団（コロニー）をつくり、なわばり争いをしながら棲息しています。多種多様な腸内細菌がつくるコロニーは、まるで野生のお花畑のような美しさと多様性に満ちています。そうしたことから、腸内細菌の集合体は、「腸内フローラ」とも呼ばれているのです。

腸内フローラが美しく、バランスよく大きく育つと免疫力は増強します。そうすると、多くの感染症を防げるばかりか、がんやアレルギーなども起こさずにすみ、心まで豊かになっていきます。腸の働きも活発になり、便秘も解消され、知らず知らずに肌もとても美しくなっていくでしょう。しかも、肥満の人は自ずと体重が適正なところまで減っていきます。

では、どうすると腸内フローラを美しく育てることができるでしょうか。

腸内細菌は、私たちが食べたものをエサに繁殖します。つまり、どのようなものを日々食べているかによって、腸内フローラの状態は変わってきます。それによって、免疫力も大きく違ってくるのです。

そこでまず、「腸内フローラ健康法」の3カ条をお伝えします。

第一に、野菜類、豆類、果物類、全粒穀類（玄米や五穀米など）など、植物性食品をとる。

第二に、発酵食品を毎日とる。

第三に、食物繊維やオリゴ糖をとる。

いずれも腸内細菌のとてもよいエサとなって、腸内細菌の多様性を育むものたちです。この3つを考えて毎日の食事をするようにすると、腸内フローラをより美しく活動的に育てていけるでしょう。

「楽な食べ物」にばかり頼ってはいけない

反対に、腸内フローラにダメージを与える食べ物があります。

それは、**化学合成された食品添加物を含む食品です**。これらを日常的にとっていると、腸内細菌が減少して、腸内フローラの黄金バランスが乱れてしまいます。

今、日本人の腸内細菌が減ってきています。その背景には、食品添加物入りの食べものを多くとる食習慣があります。とくに保存料や日持ち向上剤など、細菌の増殖を止めてしまう食品添加物は、腸内フローラの育成によくありません。

ただ、これには反論があります。食品中の保存料は、人間に摂取された時点で他の食べものや体内の水分に薄められ、さらに消化酵素によって分解されます。腸内細菌の数は食品中の細菌数よりはるかに膨大で、腸内細菌の数を減らすような高濃度の保存料が腸に達するような食生活は、ありえないというものです。

たしかに、保存料などの食品添加物入りの食品をとっていると、腸内細菌が確実に減る、というデータは見当たりません。なぜなら、そのデータをとるには保存料を含む食品しか食べないように生活するしかなく、そんな実験を、人の身体を使って行うことはできないからです。

しかし、保存料入りの食品をたびたび食べていると、腸内細菌が減り、また腸内フローラのバランスが崩れるのは間違いないことと考えています。そういった食品ばかりとっている人の大便は、決まって小さいからです。また、便秘にもなりやすくなります。

ではどうして、こうした食品添加物をたびたびとっている人の大便は貧弱になるのでしょうか。答えは、腸内細菌が減るからに他なりません。

保存料のソルビン酸を例に考えてみましょう。

ソルビン酸を食材に混ぜ込んでおくと、細菌の繁殖が防がれ、腐敗の進行を止めることができます。ソルビン酸はハムやソーセージ、かまぼこなどの食肉・魚肉などのねり製品から、パンやケーキ、ケチャップなど広範囲の加工食品に添加されています。

青山学院大学の福岡伸一教授の実験によると、食品を腐らせる細菌を寒天に入れ、ソルビン酸を０・３パーセントだけ添加した培養液に入れると、細菌はまったく増殖できませんでした。これと同じようなことが腸内細菌でも起こっているだろうと、私は考えています。

ソルビン酸などの保存料は、抗生物質に比べれば、細菌の増殖阻害作用ははるかに小さなものです。しかし、病気のときにだけ使われる抗生物質とは異なり、保存料は作用が弱いとはいえ、日常的にくり返しとり続けてしまいます。加工食品だけでなく、インスタント食品やレトルト食品、冷凍食品などにも、保存料が広く使われているのです。

ただ、最近では、保存料の危険性が広く知られてきたことで、「保存料を使っていません」と表示する加工食品が多くなりました。しかし成分表示をよく見ると、pH調整剤などの日持ち向上剤をいくつか組みあわせて添加している食品が見られます。これらは食品衛生法上保存料として分類はされていませんが、数種類をくみあわせることで、細菌の増殖を止めることができます。また、サラダや総菜、弁当など、調理から短時間で食される商品の多くに使われています。

こうしたものを「楽だから」「便利だから」と日常的に食べている人は多いでしょう。けれども、その楽さや便利さは、腸内細菌にダメージを与えるというデメリットと引き換えになります。

なお、大便は「食べたもののカス」と思っている人がいますが、実は大便中に占める食べたもののカスの量は、わずか5パーセント程度です。腸内フローラが理想の状態に整っている人の大便は、水分が約60パーセント、腸内細菌やその死骸が約20パーセント、腸壁からはがれた細胞の死がいが約15パーセント、食べたもののカスが5パーセントなのです。

つまり、**大便から水分をのぞいた固形部分のうち、半分は腸内細菌です。**

腸では、腸内細菌の量が適正になるよう日々調整されています。多くなりすぎた腸内細菌は、大便となって排泄されます。つまり、大便が大きいということは腸内細菌の数が豊富で、よりよい状態に腸内フローラが整っていることの表れなのです。

毎日の大便には、免疫力の状態が現れる

日本人の腸内細菌数は、戦前に比べて、とても少なくなっています。腸内フローラのバランスも崩れていて、腸年齢も老化しています。それは、日々の大便に表れています。

食物繊維の研究をされている辻啓介博士（兵庫県立大、姫路工大元教授）によると、太古のアメリカ先住民族の糞便には、麦わらや羽毛、種子などが混じっていて、１回分の糞便の量が約８００グラム、繊維質だけでも１５０グラムもあったということです。

バナナは大きなもので１本で約１００グラムです。つまり、太古のアメリカ先住民は、毎日、バナナ８本分もの巨大な大便をしていたことになります。

一方、日本人の糞便量は、少なくなっています。私たちの調査によりますと、戦前の

変化する日本人の食生活と大便量

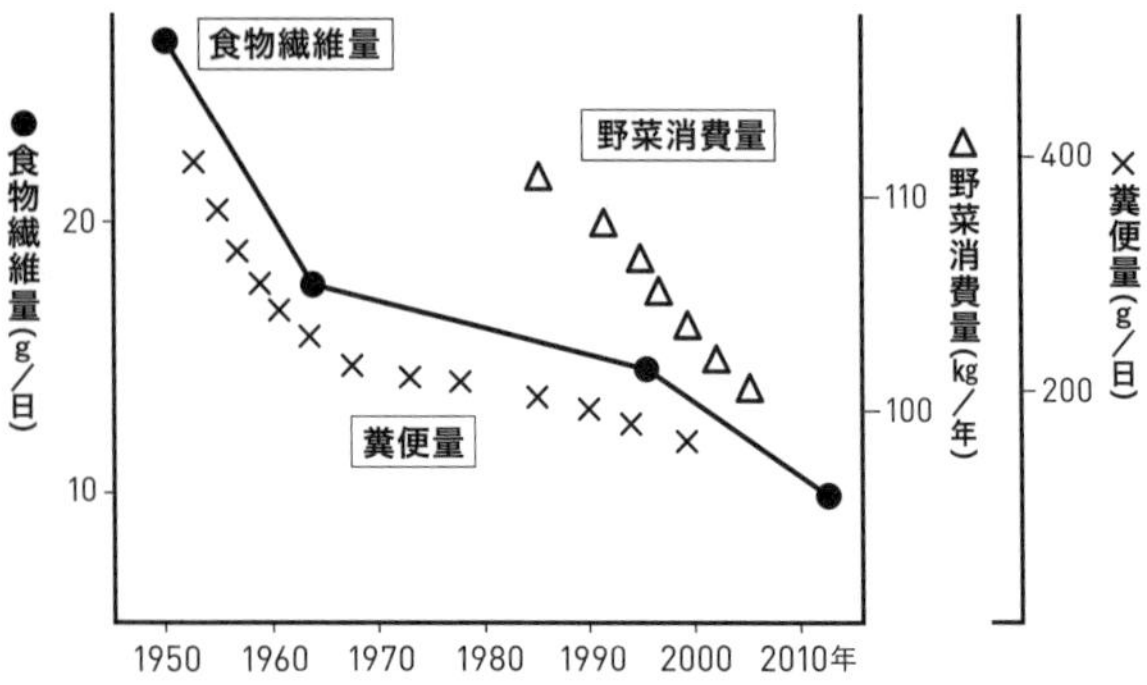

日本人の糞便量は1日1人あたり約400グラムでしたが、戦後、徐々に量が減り、今では1日200グラムほどになっています。これだけあればよいほうで、若い年齢層では150グラムぐらいが多く、便秘に悩む若い女性の場合は80グラム程度しかなかったという調査結果もあります。

大便が小さくなっているということは、腸内細菌が減っている表れです。これは、腸内細菌のエサになる野菜や豆類、そして食物繊維の摂取量が減っていることを表します。

免疫力を高めるには、まずこの状態を改善することです。大便の質は、腸内フローラの状態を表します。腸内フローラがよりよい状態に整っているとき、私たちの免疫力は強い状態を保てます。つまり、**自分の免疫力の状態は、毎日の大便を見ればわかります**。

理想の大便は、

「バナナ３本分、便切れが爽やかで、練り歯磨きや味噌の硬さ、黄褐色で臭いはかすか、ゆっくり水に沈む」

バナナ１本は約１００グラムですから、理想のウンコは３００グラムです。４００グラムも出れば、パーフェクトでしょう。

腸に「空き家」を増やしてはいけない

腸内フローラが多様性豊かに美しく整っていると、風邪や食中毒などの感染症にかかりにくくなります。腸内フローラの美しさは、細菌たちの縄張り争いで築かれているものだからです。

彼らは、外からの侵入者を許しません。仲間の菌たちとコロニーをつくり、自分たちの縄張りを他の菌に荒らされるのを嫌います。これによって、外から入り込んだ病原体は、腸内細菌にただちに排除されるのです。

多種多様な腸内細菌たちがつくる腸内フローラは、色とりどりの花が咲きほこるお花畑のようとお話ししましたが、その景観が美しいほど侵入者には危険なゾーンとなります。排他性が高まっているからです。

この侵入者を許さない状態をつくり出すには、理想の大便を毎日出せるような食事をすることです。その食事の内容というのが、前述した「腸内フローラ健康法」で示したものです。

反対に、化学合成でつくられた食品添加物をふだんからとっていると、腸内細菌の数が減ります。多様性も育ちません。こうなると、腸壁に「空き家」が増えてしまいます。

腸内細菌は、腸壁を覆う粘液層に仲間の菌たちとコロニーをつくっています。しかし、**腸内フローラが多様性にとぼしいと、腸壁に「空き家」ができ、病原体がとりつきやすくなります。そこから病原体が増え、体内に入り込みやすくなってしまうのです。**

新型コロナウイルスの感染拡大によって、学校が長期休校になったり、週末の外出が制限されたりしたとき、スーパーやドラッグストアの棚からカップラーメンやインスタント食品の多くが消えました。手軽に食べられるものを多くの人が求めたからです。

こうした食品は、化学合成でつくられた食品添加物を多く使っているうえに、食物繊維の量が少なくなっています。腸内フローラにダメージを与えても、育てることをしません。腸壁の「空き家」を増やしてしまう食品なのです。

「空き家」が増えれば、腸内フローラの排他性は弱まります。また、乳酸菌などの善玉菌も減ってしまうので、免疫細胞の働きも活性化できません。

新型コロナウイルスに限らず、免疫力を高めて感染症を防ぎたいときこそ、「腸内フローラ健康法」を守った食事をすることです。腸内フローラは、食後すぐに数の変動が起こります。２週間あれば、腸内フローラの勢力図はすっかり変わります。ですから、**腸によい食事を始めたら、がんばってまずは2週間続けることです**。２週間後には、便通がよくなり、風邪を引きにくくなり、身体が軽くなってくることを実感できるでしょう。

反対に、手軽に食べられる加工食品を選ぶということは、自分や大切な家族の防御力を弱めてしまうことになりかねません。せっかく腸内フローラ健康法を始めても、その一方で腸によくないものをとっていれば、再びマイナスの方向に細菌数の変動が起こってしまいます。これはとてももったいないことです。

加工食品は免疫にとって「異物」

化学合成された食品添加物を頻繁に腸に入れるとよくないのは、免疫細胞にダメージを与えるためでもあります。

私たちの身体を構成する細胞は、1万年前から変わっていないことはお話ししました。これは、免疫細胞も同じです。

免疫システムは、「非自己」と判断される異物が入ってくると、その排除に働きます。このとき、自然免疫の一種である好中球は、「活性酸素」という物質を発射して異物を殺していきます。化学的に合成された食品添加物も、1万年前の世界になかったもので、免疫システムにとっては異物です。化学合成の食品添加物を含む食品をとるということは、腸のなかで活性酸素を充満させてしまうことにもなるのです。

この活性酸素は、酸素よりずっと強い酸化力を持つ、人体にとっても危険な物質です。酸化は、老化を導きます。たとえば、鉄が酸化すると赤茶に変色し、ボロボロに崩れます。リンゴも皮をむいたまま放置すると酸化して赤茶色に変わり、しんなりしておいしくなくなります。これが酸化の現象です。

人の細胞が活性酸素を浴びて酸化すれば、細胞はもとの機能を失い、劣化します。免疫細胞やパイエル板が活性酸素を浴びれば免疫力は低下します。腸で活性酸素が充満すれば、腸内細菌の数が減って腸内フローラは乱れ、腸壁の状態も悪化します。

本来、体内で活性酸素が多く発生して細胞が酸化すれば、組織や内臓は正常の働きを保つために、新陳代謝によって新たな細胞を次々に入れ替えていくのですが、活性酸素の発生量が多いと、それが間にあわず、身体のなかの老化がどんどん進んでいくことになるのです。

しかも、活性酸素はがん細胞をつくり出します。人間の身体は約37兆個の細胞で構成されていて、そのうちの約２パーセントが新陳代謝などで毎日新しく生まれ変わっています。今もこの瞬間にたくさんの細胞が死に、新しく生まれ変わっているのです。

細胞にとって、これは大変な作業です。1つの細胞のなかには、約30億字分もの情報があり、それは百科事典20巻分にもなります。それを1字たりとも間違えないようにコピーしながら細胞分裂をしなければいけません。このような天文学的数字の作業のなかで、ミスが起こらないはずがないのです。

このとき、ごく一部の細胞にコピーミスが生じ、遺伝子が傷ついて、がん遺伝子が目覚めてしまうことがあります。そのきっかけの一つが、活性酸素なのです。

つまり**活性酸素は、異物の排除に必要な免疫物質の一つではあるけれども、一方では老化やがん細胞をつくり出し、免疫力の低下も引き起こす危険な物質なのです。**

身体は、そのリスクを抑えるために、抗酸化物質を自らつくり出せるしくみを持っています。抗酸化物質とは、「とくに酸化されやすい物質」のことで、これを身体に十分にめぐらせておくと、活性酸素が発生したときに真っ先に酸化されてくれるので、身体の細胞が傷つかずにすむのです。けれども、活性酸素の発生量が多くなりすぎると、身体がつくる抗酸化物質だけでは対応しきれなくなります。

しかも、身体がつくる抗酸化物質は、20代をピークにどんどん減っていきます。20代を終えるころから「歳をとったな」と感じることが増え、病気もしやすくなるのは、活性酸素の発生量が身体がつくる抗酸化物質の量を上回ってしまい、体内の老化が進んでいくためです。

こうしたことを防ぐには、異物の摂取をできるだけ減らすことです。そのためにも、化学合成された食品添加物はできる限りとらないほうがよいのです。

免疫は「噛む」ことで発達した

活性酸素の害によって免疫力を低下させないためには、抗酸化物質を多く分泌させることが必要です。それには、**よく噛んで食べることが大事です。**

唾液には、消化に使われる酵素の他に、活性酸素を消去する酵素が含まれています。ですからよく噛み、唾液をたくさん出しながら食べることが、活性酸素を消して免疫力を高めるうえでは欠かせません。

噛むことで活性酸素を消去するには、約30秒かかります。**1回1秒、ゆっくりと計30回噛むことです。**

実は、この噛むという行為も、私たちの免疫がより強固になった理由の一つです。脊椎動物のなかで、もっとも下等な動物のヤツメウナギやヌタウナギはあごがありません。これより上位の脊椎動物にはあごがあります。

あごのある生物とそうでない生物では、当然、食生活が違います。あごがあれば噛むことができます。それによって食べられるものの範囲が格段に広がるのです。

食べるものの種類が多くなればなるほど、微生物が体内に侵入したり、異物をとり込んだりする機会も増えます。動物は、それらに対抗する必要が出てます。そこで、生体の防御のかなめである免疫が発達したのです。

その一つとして生じたのが、抗体をつくるしくみです。ヤツメウナギやヌタウナギには抗体がありませんが、それより上位の動物には抗体があります。

ところが現在では、「噛む」ことがないがしろにされがちです。よく噛まずに飲み込んでも「おいしい」と感じるものが増えたのがその証です。

この代表ともいえるのが、スナック菓子やファストフードなどでしょう。これらは、噛む必要がほとんどない食品です。それでもおいしいと思うのは、口に入れた瞬間に「うまみ」を感じるようにつくられているからです。

化学調味料である「うまみ調味料」は、噛まなくても強烈な幸福感を脳に起こさせます。あるメーカーで菓子にまぶした「うまみ調味料」を従来品の２・５倍に増やしたら、売れ行きが爆発的に増えたという話もあります。それを食べて「おいしい」と感動した人たちの脳は、スナック菓子による快感を求めて暴走しているといえるでしょう。

けれども、これは生物としてとても不自然なことです。私たち人間は、自然界で長い年月をかけて進化してきた生物の一つです。その進化を支えてきたことの一つに、噛むという行為があったのは、間違いのないことです。噛むことで免疫力を強固にした一方、口やあごからの刺激が大脳の内部の、記憶をつかさどる海馬や、思考をつかさどる前頭前野などを活性化させ、大きく育ててきたのです。

反対に、噛まずにおいしいと感じるものばかり食べていれば、脳に与える刺激が減ってしまいます。実際、噛む回数が減ると認知症のリスクが上がり、義歯をつくってよく噛む習慣を続けたところ、認知症の改善が見られた例も報告されています。

私は「1口30回噛みましょう」といっていますが、スナック菓子やファストフードは、30回も噛めば口のなかがベチャベチャになり、吐き出したいくらいのイヤな味になります。これこそ、免疫を高めるために舌が教えてくれるサイン。「よく噛むとイヤな味になる食品を避けること」も、免疫の活性化には大切といえるでしょう。

悪玉菌が免疫に排除されないわけ

最近、免疫の働きについて一つ大切なことがわかってきました。

免疫は、自己か非自己かを認識するだけでなく、「非自己が自己にとって、危険かそうでないか」という価値的な判断もしているのではないか、ということです。

この説を「デンジャーセオリー」といいます。

もしも免疫が、自己か非自己かだけを認識し、非自己を攻撃するようなシステムだったとしたら、腸内細菌も攻撃の対象になるはずです。なぜなら、細菌は人間にとって非自己だからです。

ところが、免疫は腸内細菌などの常在菌が身体にいることを許し、一方で、危険な病原体を排除しています。つまり免疫は、①自己か非自己かを認識し、②危険か安全かを認識し、③異物の種類を認識してから、④免疫の出動を決めている、という４つの判断基準のもとに動いていることになります。

私たちは、腸内細菌を善玉と悪玉にわけています。善玉菌を大切に思う一方、悪玉菌は「いらないもの」「危険なもの」と扱います。しかし、悪玉菌が本当に悪いことばかりする細菌だったとしたら、デンジャーセオリーから考えると、免疫に排除されるはずです。けれども、腸にすむことが許されているということは、私たちが「悪玉」と呼ぶ腸内細菌たちを、免疫は悪玉と判断していない、ということになります。「自己にとって安全」と判断され、免疫の出動の対象とはされていないのです。

たとえば、悪玉菌の代表格として大腸菌がいます。大便に多く含まれている細菌であるため、「キタナイ」と嫌われやすい細菌ですが、もともと私たちの腸内細菌の仲間ですから、これを口に入れたところで、食中毒などを起こして体調を悪くすることはありません。むしろ、O－157（腸管出血性大腸菌）が腸に侵入してきたとき、それを追い出す番兵のような働きをしてくれている大切な仲間の一つです。また、私たち人間は、野菜の食物繊維を分解する酵素を持っていませんが、大腸菌はこれを分解して、ビタミンを合成する働きを持っています。

さらに、悪玉菌が腸にほどほどにいることで、免疫細胞たちの働きが活発になるのも事実です。ちょっぴり悪さをする菌たちを相手に、免疫細胞たちは日々トレーニングを積み重ねている、と考えるとわかりやすいと思います。

日本人は、乳酸菌やビフィズス菌など善玉菌だけを体内にとり入れれば健康によいと思っています。ヨーグルト市場は安定して拡大を続け、年間約4000億円にも成長しています。しかし、私たちの研究では、**善玉菌だけでは腸の機能が正常に働かず、悪玉菌も必要であることが明らかになっています。**

私たちと腸内細菌は「共生」しています。**私たちは「人＋腸内細菌」で「私」になるのです。**一度こういう関係が成立すると、免疫は腸内細菌を排除しなくなるのです。

まず2週間続けよう

悪玉菌を私たちにとって「好ましい存在」のままでいてもらうには、異常に繁殖させないこと。悪玉菌が、有害物質や腐敗ガスなど人体によくないものをつくるようになるのは、数を異常に増やしたときです。これを防ぐために、善玉菌を増やすことが必要になってくるのです。

なぜなら、善玉菌と悪玉菌はシーソーの関係だからです。善玉菌が増えれば悪玉菌が減り、悪玉菌が増えれば善玉菌が減ります。ですから、善玉菌優勢に腸が整っていれば、悪玉菌を問題視する必要はなくなります。

善玉菌を優勢にして、悪玉菌の繁殖力を抑えるには、腸内フローラ健康法が有効です。「野菜類、豆類、果物類、全粒穀類などの植物性食品」「発酵食品」「食物繊維やオリゴ糖」は、すべて善玉菌のよいエサとなるだけでなく、腸内フローラの多様性を育てるからです。

では、具体的にどのようなものを食べるとよいでしょうか。これは、第３章で具体的に紹介していきます。ただし、その実践にあたり、注意点が2つあります。

一つは、継続が重要ということです。

たとえば、オリゴ糖は、ビフィズス菌などの善玉菌のとてもよいエサになります。ビフィズス菌は酸素のない場所を好む細菌で、主に大腸の環境を良好に整えてくれる善玉菌です。オリゴ糖は、熱や酸に強く、胃酸や消化酵素でも分解されないため、大腸まで届きやすいという性質をもっています。

オリゴ糖を毎日飲んだ人の腸内フローラの変化を見ると、摂取前には17・8パーセントを占めていたビフィズス菌が、摂取1週間後には38・7パーセント、2週間後には45・9パーセントにも増えた、との報告があります。

ところが、オリゴ糖の摂取を止めると、1週間でもとの数値にほぼ戻ってしまったとのことです。

前述していますが、**腸内フローラの数の変動は、食後すぐに始まり、2週間続ければ、細菌叢のバランスはほぼ入れ替わります。ですから、腸内フローラ健康法は続けることが大切です。**

熱心になりすぎるのもよくない

腸内フローラ健康法の実践にあたって、もう一つの注意点は、「がんばりすぎない」ということです。

腸内フローラ健康法は、熱心になりすぎると、かえって腸の状態を悪くしてしまうことがあります。私自身もこれを体験し、ちょっぴりつらい思いをしたことがあります。

「人生１００年時代！　免疫力を高めて、生涯現役を目指そう」

というテーマで本を書いたり、講演会でお話ししたりしていますから、「私自身が病気になってはいけない」という使命感が強く働いてしまったようです。腸内フローラを今よりもっとよくして免疫力を強化しようと、ヨーグルトやオリゴ糖など善玉菌のエサになるものをたくさん食べてしまったのです。

「これで、私の免疫力はますます強くなるだろう」

そう思っていたのですが、反対にお腹がパンパンに張って、痛くなってしまいました。これまで快便を自慢してきたのに、便秘にもなりました。貧弱な大便は、免疫力の低下を表しています。

「こんなに腸によいことばかりしているのに、どうして腸の調子が悪くなるのだろう」

不思議な気持ちでしたが、ここも生き物である腸内細菌とのつきあい方の難しいところでした。相手は生き物ですから、こちらの思惑どおりには、なかなか動いてくれないものなのです。

実は、**腸によいものを熱心に食べすぎると、小腸のなかで細菌が異常に増えすぎてしまうことがあります**。この状態を「**SIBO（シーボ、小腸内細菌異常増殖）**」といいます。SIBOになると、腹痛やおなかの張り、下痢、便秘など腸の不調が起こるほか、ゲップやオナラがたくさん出たりします。

もともと、小腸にいる腸内細菌の数は、だいたい2000億個とみられています。一方、一人の腸にいる細菌の数は約100兆個。では、大半の腸内細菌はどこにすんでいるのかといえば、大腸です。

ところが、腸内細菌のエサになるものばかり熱心に食べていると、大腸のなかの腸内細菌が増えすぎて、小腸に上がってきてしまいます。SIBOになると、小腸の細菌の数がおよそ10倍にも増えてしまうこともあるのです。

こうなると大変です。腸内細菌が働きすぎて、大量のガスを発生させます。大腸はガスにもある程度強くできているのですが、本来、ガスの発生する場所ではない小腸でガスが大量につくられてしまうと、腸管の働きはとどこおります。それによって消化や吸収に障害が起こり、栄養のとり込みが悪くなります。栄養の吸収が悪くなれば、免疫も十分に働けなくなって、感染症にかかりやすくなりますし、アレルギー疾患を悪化させたり、がんを発症したりする原因にもなるのです。

第3章では、腸内フローラによい食べ物を紹介していきます。その食事を意識して行っていくと、免疫力もアップします。ただ、**新型コロナウイルスやインフルエンザウイルスなどの感染症を防ぎたいからといって、一度に大量に同じ食品ばかり食べるようなことはしないでください**。

コロナ禍、「ウイルス対策にはビタミンDや乳酸菌がよい」といわれたことで、納豆やヨーグルトを大量に買い占める人たちがいました。ビタミンDは納豆に、乳酸菌はヨーグルトに多く存在します。納豆やヨーグルトはほどよく食べているぶんには腸内細菌のとてもよいエサになりますが、度を超えて食べてしまうと、ＳＩＢＯの原因になります。それでは免疫力の低下を引き起こし、そのがんばりがアダとなってしまいます。

過ぎたるは猶及ばざるが如し。何ごとも熱心になりすぎるのはよくありません。毎日の大便の状態を見ながら、ほどよいところで実践していくことです。

そうはいっても、自分の「ほどよいところ」がわかるまでには、時間もかかるでしょう。万が一、腸内フローラ健康法を実践していて、ＳＩＢＯのような症状が出てくるようなことがあったら、食べる量を減らしてください。いったんお休みしてもよいと思います。それによって便通が改善するようなら、ＳＩＢＯを起こしていると考えられるでしょう。だいたい、1～2週間ほど様子をみるとよいと思います。

私の場合は、ヨーグルトとオリゴ糖がＳＩＢＯの原因になっていました。これらを1週間やめたところ、快便が戻ってきて、朝のトイレが再び楽しみになりました。その後は「ほどほどに食べる」ことを意識して、毎日の食事にとり入れています。

私たちの腸内フローラにどのような細菌がいるのかは、人によって異なります。その組成は、まるで指紋のように一人一人異なるのです。ですから、一般には腸や免疫によいといわれる食品でも、自分にとってはＳＩＢＯの原因になってしまうこともある、ということを覚えておいてください。

第3章

免疫力を上げる食べ物、下げる食べ物

食事の6割を野菜や豆類にする

「腸内フローラ健康法」の第一。それは、野菜類、豆類、果物類、全粒穀類（玄米や五穀米など）など、植物性食品をとることです。

これを食事の基本にしましょう。具体的にいえば、**食事の6割以上を野菜、豆腐や納豆などの大豆食品、根菜類が占めるように心がけることです**。この食生活をしていれば、腸内フローラの黄金バランスを保つことは簡単で、免疫力もアップします。

ところが実際には、「そんなの無理」と思う人が多いでしょう。現代型の食事は、「白い主食」に大きく偏っています。白い主食とは、白米、パン、ラーメン、パスタ、うどんなど。食事のほとんどが、この白い主食で占められているという食生活を送っている人は少なくないと思います。

本来、主食となる穀類は茶系の色をしています。それなのになぜ、「白い主食」が多いのでしょうか。腸内細菌のエサになる食物繊維も、免疫細胞の活動力を高める栄養素も、きれいにそぎ落としているからです。

白いご飯は、味の点では最高でしょう。日本人ほど、白米を愛する民族はありません。しかし、日本で庶民が白米を日常的に食べられるようになったのは、江戸時代から。当時も江戸に住む一部の人と、身分の高い人だけが口にできるもので、ほとんどの人は雑穀やイモ類を食事の中心に置き、おかずは漬け物や味噌汁、納豆があればよいほうでした。

生活が貧しかったからです。でも、それによって免疫力は強固に保たれていました。すき間風の吹く部屋で寝ていても風邪などめったに引かず、たとえ引いたとしても薬などに頼らず、多くが自分の免疫だけで治す防御力を食事で築いていたのです。そして朝日とともに起きて、ほとんどの人が肉体労働に勤しんでいました。

白い主食中心の食事では、腸内細菌のよいエサになりませんし、免疫力も向上しません。**今、真っ先に意識改革したいのは、「白い主食中心の食事をやめる」ことです。**

白米、パン、ラーメン、パスタ、うどんでは免疫力は上がらない

発酵食品は、なぜ身体によいのか

「腸内フローラ健康法」の第二。それは、**発酵食品を毎日とることです**。発酵食品を食べると、腸内細菌が元気になります。腸内細菌には、仲間の菌が入ってくると刺激されて、働きを活性化する性質があるからです。

今、日本では、乳酸菌などの善玉菌だけを増やそうとする試みがさかんです。しかし重要なことは、善玉菌と悪玉菌と日和見菌のバランスです。細菌たちは絶えず勢力争いをしていて、多種多様な細菌たちがバランスよく活発に働いているときに、腸の状態が正常に保たれ、免疫力も向上します。

発酵食品には、納豆や味噌、漬け物、ヨーグルト、チーズなどがあります。

納豆には納豆菌、味噌には麹菌、漬け物には乳酸菌、ヨーグルトにはビフィズス菌、チーズには乳酸菌などがいます。これらの菌は、すべて腸内細菌の仲間たちです。

乳酸菌やビフィズス菌は善玉菌の仲間ですが、納豆菌は土壌菌の一種で日和見菌、麹菌はカビの仲間です。納豆菌であれ、麹であれ、さまざまな細菌類を生きたまま腸のなかに入れることで、腸内フローラの多様性が築かれてバランスがよくなり、結果的に免疫力が向上していくのです。

このように、生きた細菌類を使って乱れた腸を正しく整えていく方法を「プロバイオティクス」といいます。プロバイオティクスというと、ヨーグルトをイメージする人が多いと思いますが、納豆や味噌を食べることも立派なプロバイオティクスなのです。

むしろ、**日本古来の発酵食品のほうが、日本人の腸との相性がよく、腸内でよく働きます**。しかも、日本古来の発酵食品は植物性です。植物性の乳酸菌は胃酸に強く、生きたまま腸に届き、しっかりと働いてくれます。日本の発酵食品は、納豆の他にも、醤油や酢、カツオ節、ぬか漬け、甘酒などたくさんあります。こうしたいろいろな発酵食品を毎日とって、免疫力の向上に役立てていきましょう。

日本人の腸には、ヨーグルトより納豆や味噌がよい

腸内細菌の好物は、食物繊維とオリゴ糖

「腸内フローラ健康法」の第三は、**食物繊維やオリゴ糖をとることです。**これらは、腸内細菌のとてもよいエサになります。

最近は糖質制限が注目を集めていますが、食物繊維やオリゴ糖も糖質の仲間です。ただし、人の腸は食物繊維やオリゴ糖を分解・吸収できないので、たくさん食べても肥満の原因にはなりません。一方、腸内細菌はこれらを発酵させて自らのエサにします。そして、人の身体に有用な栄養素をたくさん合成し、身体に送り込んでくれるのです。

とくに善玉菌のなかのビフィズス菌は、オリゴ糖を好むことがわかっています。ビフィズス菌は嫌気性の細菌で、大腸に多くいます。大腸は、悪玉菌がより繁殖しやすい環境にありますが、そうならないようビフィズス菌が大腸を守ってくれているのです。

オリゴ糖は、大豆やゴボウ、タマネギ、ニンニク、バナナなどに豊富です。また、液体や粉末型のオリゴ糖も市販されています。こうしたものを砂糖の代わりに活用するのもよいでしょう。ただし、とりすぎてはＳＩＢＯの原因になりますから、必ず少量ずつ

使うことです。有効摂取量は、１日あたり２～10グラムとされます（厚生労働省）。

一方、**食物繊維はすべての腸内細菌の好物です**。悪玉菌も食物繊維をエサにしますが、これをエサにしているとき、悪玉菌は異常繁殖することなく、悪さもしないことがわかっています。そのため、食物繊維をきちんととっていると、腸内環境がよりよく保たれます。こうしたことを示す研究が、近年さかんに行われるようになりました。米国国立がん研究所は、野菜や豆類、穀類などを多くとれば免疫力が上がってがんを予防でき、アレルギーも抑えられるという研究結果を発表しています。

ところが困ったことに、日本人の食物繊維の摂取量が、年々減ってしまっています。実際、戦前の３分の１にも減少しています。野菜の摂取量が極端に少なくなっているためです。これでは、腸内環境を整えられず、免疫力を強化できないのです。

食物繊維の摂取が、悪玉菌の異常繁殖を抑える

腸内フローラの状態を決める土壌菌のパワー

免疫力の向上のために、最近、私が注目しているのが、日和見菌の働きです。

腸内フローラは、ちょうど指紋と同じように、個人識別ができるほど一人一人が違っています。そして驚くことに、生後3年で定着した腸内フローラの組成は、生涯ずっと変わらないことがわかってきています。

では、腸内フローラの組成は変わらないのに、腸内で善玉菌が優位になれば免疫力が上がり、悪玉菌が優位になると免疫力が下がるのはなぜでしょうか。

「一人一人の腸内フローラの組成は一生変わらないけれども、その勢力図は日々変わっていく」からです。この謎をとくカギが、日和見菌にあります。

先に述べたように、腸内フローラの最大勢力は日和見菌であり、約7割を占めています。日和見菌には、善玉菌がちょっと優勢になればいっきに善玉菌の味方を始め、悪玉菌が数を増やし始めるとなだれをうって悪玉菌の味方を始める性質があります。それが腸内フローラ全体の状態を決めているのです。

ですから、免疫力の強化には善玉菌だけを増やせばよいのではなく、日和見菌の数を増やして活動力を高め、よい働きをするよう誘導してあげる必要があります。

そのためには、どうするとよいでしょうか。近年の遺伝子研究の発展によって、**腸内フローラの約７割を占める日和見菌のうち、その大半が土壌菌であることが明らかになってきました**。土壌菌とは、土にすむ細菌たちのことです。つまり、日和見菌を活性化するためには、土にすむ土壌菌をとり入れるとよいことになります。

アメリカでは最近、腸内環境に注目する人たちの間で「土を食べる」という考え方が広がってきています。といっても、土をそのまま口に入れるのではなく、土つきの野菜を買ってくること。それをキッチンまで運び、土を洗い落として食べる。それによって室内には多くの土壌菌が舞い散り、自分も家族も多くの土壌菌を吸い込めるのです。

土つきの野菜を買ってこよう

太っている人の免疫は暴走しやすい

日和見菌には、「フィルミクテス門」というグループと、「バクテロイデス門」というグループがあります。これらは、それぞれ異なる性質を持っています。

フィルミクテス門の細菌たちを私は「デブ菌」と呼んでいます。

デブ菌は、「高糖質・高脂肪・低食物繊維」の食べものを好みます。高糖質とは、主食や砂糖などに豊富なブドウ糖が多いこと。高脂肪とは、肉の脂身などのように脂肪が多いこと。低食物繊維とは、野菜などに含まれる食物繊維が少ないこと。具体的には、肉や白米、パンなどをたっぷりと食べながら、野菜が少ない食事のことです。たとえば、丼ものやラーメンなどを頻繁に食べている人は、デブ菌が優勢の腸になります。

こうなると、人は太りやすくなります。デブ菌は、人が食べたものからブドウ糖などの糖質を強くとり立て、腸から吸収させる性質を持つからです。ブドウ糖は体内でエネルギー源として使われ、あまったぶんは、脂肪に変換されて蓄えられます。「ちょっとしか食べていないのに太ってしまう」という人は、まさにデブ菌優勢の腸なのでしょう。

問題なのは、**肥満の体内では、免疫が暴走しやすい**ことです。

免疫は、1万年前に経験のないことを「異常」として、攻撃します。肥満が急増したのは、飽食の時代がやってきたこの50年ほどのできごと。肥満は免疫にとって異常事態なのです。これに対応するため脂肪を蓄えている脂肪細胞は「敵が来た！」とSOS信号を発し、免疫システムの働きを活性化させます。すると、敵を倒すための免疫物質がたくさん放出されて炎症が起こり、血管などの細胞を傷つけます。ここから動脈硬化や高血圧が進み、同時に血流が悪化します。免疫細胞の白血球は血液で運ばれていますから、血流が悪化すれば免疫力も低下するのです。

しかも、ウイルスなどの病原体が入り込んだとき、免疫細胞は肥満との闘いにすでに一生懸命になっていて、本当の敵への対応が遅れます。太っている人ほど風邪などの感染症を発症しやすいのはこのためなのです。

丼ものやラーメンばかり食べていると、デブ菌が増える

ヤセ菌が増えれば、太りにくい身体になる

デブ菌の勢力を弱めるには、主食中心の食事を改めることです。「ダイエットのため」といって、お昼は菓子パン1個に控えている人もいるかもしれません。でも、菓子パンも高糖質・高脂質・低食物繊維の食品。がんばって1個に減らしたところで、デブ菌の格好のエサになれば、肥満の原因にもなります。

では、デブ菌を減らして免疫力を高めるには、どんな食事がよいでしょうか。「ヤセ菌」を増やす食事です。**ヤセ菌とはバクテロイデス門の細菌たちです。**彼らは、デブ菌と拮抗して腸のなかにすみついています。デブ菌が増えればヤセ菌が減り、ヤセ菌が増えればデブ菌が減るというシーソーの関係を築いています。

ヤセ菌の好物は「低糖質・低脂質・高食物繊維」の食べものです。具体的には、野菜がたっぷりで、主食は控え、脂肪分の多い肉などはほどほどにする、というメニュー。外食でランチをするなら、ラーメンや牛丼ではなく、定食がおすすめ。キャベツの千切りなどをお代わりできるお店ならば、なおよいでしょう。定食の白米は半分残すか、思

いきって「なし」にするとベスト。また、ファミレスに行くならばサラダバーのある店を選び、野菜をしっかり食べましょう。ライスやパンなどは注文せず、パスタやサンドイッチなど糖質の多い料理ではなく、チキンやビーフのステーキをオーダーすること。肉は脂質が多いものの、健康のためには必要な食品です。これについては後述します。

こうした食事を心がけて、ヤセ菌が優勢になると、健康によいことが起こってきます。

第一に無駄な脂肪が身体につかなくなります。ヤセ菌は、デブ菌のように食べものからブドウ糖をしつこくとり出すことをしないからです。そのため、身体のなかでブドウ糖があまることもなく、脂肪に変換されることも起こりません。

第二に、ヤセ菌には善玉菌に味方しやすい性質があります。つまり、**ヤセ菌が優勢になると善玉菌が働きやすい腸内環境になり、それによって免疫力が高まるのです。**

ランチをするなら、定食屋かファミレスがよい

風邪を引いても高熱を出さずにすむ方法

ヤセ菌と善玉菌が優勢の腸になると、**「短鎖脂肪酸」**という物質が多くつくられるようになります。これは、免疫システムにとって喜ばしいことです。

短鎖脂肪酸とは、酢酸、酪酸、プロピオン酸など有機酸の総称です。酢酸はお酢に、酪酸はバター、プロピオン酸は味噌や醤油などに含まれます。これらは、いずれも発酵食品です。発酵食品に短鎖脂肪酸が多いのは、これが細菌など微生物の代謝産物だからです。ですから、細菌がたくさんいる大腸でも、短鎖脂肪酸がつくられるのです。

ただし、大腸のなかで短鎖脂肪酸が十分につくられるためには、ヤセ菌と善玉菌が優勢であることが必要です。腸内フローラが良好に整っていて、発酵力が高い腸であってこそ、短鎖脂肪酸はつくられるからです。反対に、悪玉菌の多くは腐敗菌です。腐敗の進んだ腸では、短鎖脂肪酸は産生できないのです。

この**短鎖脂肪酸は、免疫の本隊であるT細胞の誕生に大きな影響を与えています**。

T細胞がつくられる際、未熟な細胞からヘルパーT細胞になったりキラーT細胞になったりTレグになったりします。そうして分化していく際、短鎖脂肪酸の酪酸が多いと、Tレグへ成長する細胞が多くなることが確認されています。

Tレグは、攻撃的なキラーT細胞の「なだめ役」であることはお話ししました。キラーT細胞が多く増えすぎると、異物に対する攻撃力が過激になり、炎症の症状が強く現れます。炎症が強くなるというのは、免疫の働きによって起こる症状が激しくなるということ。風邪を引けば高熱が出て、ケガをすれば痛みが強く現れる、といった状態です。病気を治すには免疫の働きが欠かせませんが、炎症が強くなれば私たちはつらい思いをし、それによって傷つく細胞が増えれば病気が悪化することにもなります。これを抑えてくれるのが、なだめ役のTレグなのです。

Tレグを増やすには、酪酸が必要。そのためにも「低糖質・低脂質・高食物繊維」という食事をふだんからしておくとよいのです。

「低糖質・低脂質・高食物繊維」という食事を心がける

水溶性の食物繊維で短鎖脂肪酸を増やす

短鎖脂肪酸の酪酸を増やすには、食物繊維を多くとることが有効とわかっています。

食物繊維には、2つのタイプがあります。

一つは、水に溶けてドロドロのゲル状になる**水溶性の食物繊維**です。水溶性の食物繊維は、腸内細菌のとてもよいエサになります。発酵しやすいからです。短鎖脂肪酸も、水溶性の食物繊維を多くとることで、産生量を多くできます。

では、どのようなものを食べると、水溶性食物繊維をとれるでしょうか。

具体的には、次のようなものです。こうした食品を選んで毎日食べましょう。

【野菜類】ニンニク、ブロッコリー、キャベツ、モロヘイヤ、カボチャなど

【根菜類】ゴボウ、サツマイモ、ニンジン、切り干し大根など

【海藻類】ヒジキ、ワカメ、昆布など

【豆　類】インゲン豆、大豆、納豆、きなこ、小豆など

【果物類】アボカド、干しプルーン、干しイチジク、干し柿など

【その他】キノコ類、もち麦、梅干し、らっきょう漬けなど

水溶性の食物繊維は、ネバネバ・トロトロする食品にも豊富です。納豆やオクラ、ヤマイモ、メカブ、モズク、モロヘイヤなどです。腸内フローラの働きをよくするために、何から始めればよいか迷ったら、**まずはネバネバ食品を多くとりましょう**。

私は多くの本のなかで、「ネバネバ３兄弟」という料理を紹介しています。これを毎日１回食べるだけで、腸内環境がよくなりますし、短鎖脂肪酸の量も増やせます。それが免疫システムをよりよい状態へと導いてくれるでしょう。

つくり方は簡単。納豆を混ぜてネバネバをたくさん出し、他のネバネバ・トロトロ食品を２種類加えてさらに混ぜ、醤油で味つけをするだけ。私がよくつくる組み合わせは、「納豆＋生のまま刻んだオクラ＋ヤマイモ」や「納豆＋メカブ＋ヤマイモ」などです。

「納豆＋生のまま刻んだオクラ＋ヤマイモ」で腸を元気に

腸の掃除にはゴボウがよい

食物繊維には、不溶性のタイプもあります。

こちらは、水には溶けないのですが、水を吸うと十数倍にも膨らみます。そして、強力な繊維の力で、腸のなかの不要物をからめとりながら、大便を大きくしていきます。また、腸管を刺激して、蠕動運動を活発にします。蠕動運動とは、腸管の「縮んではゆるみ」をくり返す動きで、内容物を前へ送り出しながら、大便をつくっていきます。

ですから、毎日理想の大便をするには、不溶性の食物繊維の力がおおいに必要です。

不溶性の食物繊維は、野菜類や果物類に豊富です。キノコ類や豆類、海藻、全粒穀類などにも含まれます。つまり、植物性食品のほとんどに、不溶性の食物繊維があります。

なかでもおすすめしたいのが、ゴボウです。ゴボウには、不溶性の食物繊維が豊富なうえ、水溶性食物繊維も含まれます。腸内環境の改善にとてもよい食材なのです。

ゴボウの不溶性の食物繊維は、リグニンです。リグニンには、有害な物質を吸着して身体の外に出す働きがあります。腸の掃除屋ともいえるでしょう。また、悪玉コレステロールの排出を助け、血糖値が急激に上昇するのを防ぐ効果もあります。

一方、ゴボウの水溶性食物繊維は、イヌリンです。イヌリンは、とくにビフィズス菌のエサになって大腸の環境を整えるほか、短鎖脂肪酸の産生量を増やします。また、血液中の中性脂肪の量を低下させ、肥満予防にもよいと報告されています。

こうしたことから、ゴボウを食べていると動脈硬化や糖尿病、がんなどの生活習慣病を予防できると期待できます。ただし、腸内細菌のよいエサになるぶん、一度に大量に食べすぎるとＳＩＢＯを起こす原因にもなります。日常的に食べたい食材ですが、一度にたくさん食べすぎないこと。毎日の排便の状態を見ながら、ほどよく食べるようにしましょう。煮物やサラダ、素揚げにしたり、味噌汁に加えたりして、少しずつ毎日のように食べるとよいと思います。ハンバーグのタネに加えるのもおいしいですよ。

ゴボウは毎日食べたいが、一度に大量を食べすぎてもいけない

納豆菌にはビフィズス菌を増やす力がある

納豆をつくっているのは、「納豆菌」という細菌です。この細菌は、枯草菌という土壌菌の仲間です。枯草菌は胃酸に強く、生きたまま腸に届くので、納豆はとてもよいプロバイオティクス食品となるのです。

ただし、納豆菌はフィルミクテス門の細菌です。つまり、デブ菌の仲間なのです。ここまで、フィルミクテス門の仲間はデブ菌、バクテロイデス門の細菌をヤセ菌と呼んできました。しかしやはり、複雑な細菌の世界は単純に白黒つけられないようです。

最近の研究では、**納豆菌には乳酸菌やビフィズス菌などの善玉菌を増殖させる働きがあることがわかっています**。納豆、ぬか漬け、キムチ、サツマイモと比較し、どの食品がビフィズス菌を増やすかという実験結果が報告され、納豆がもっとも効果の高いことが明らかにされたのです。

また、**納豆菌はＮＫ細胞を活性化する**と見られています。ＮＫ細胞の働きがよくなることは、感染症やがんの予防にとても重要です。

さらに納豆菌は血栓（血の塊）を溶解する作用をもつ「ナットウキナーゼ」という酵素もつくります。この抗血栓作用は、薬と同等の効果があると知られ、心筋梗塞や脳梗塞、認知症の予防を期待できます。

納豆に刻みネギを加えると、血流がさらによくなる

免疫力強化の効果をさらに高めるには、納豆にネギを刻んで加えましょう。ネギのもつ硫化アリルという成分には血流をよくする働きがあります。免疫の強化には、血流が重要です。納豆の抗血栓作用との相乗効果で、血流をより促進できると考えられます。

ただし、納豆は発酵力が強く、たくさん食べすぎてしまうと、ＳＩＢＯを起こしやすい食品の一つでもあります。適量は、毎日１パックです。万が一、お腹が張る、下痢や便秘を起こすなどの症状が現れたら、１週間ほどお休みし、腸の状態が整ってくるのを待つことが大切です。

「重症者」と「軽症者」で違ったこと

100歳以上の人を「センテナリアン」と呼びます。1世紀（センチュリー）を生き抜いた人という意味です。

100歳を超えてなお元気に活躍される方々が増えました。そうしたセンテナリアンは、よほど恵まれた身体をもって生まれてきたのだろうと思ってしまうところです。しかし、長寿者と若くして病気になった人では、遺伝子に大きな差があるわけではなく、「病気にならないような生活」をしているかどうかに差があることがわかっています。

とくに重要なのが、体内の炎症です。化学合成された食品添加物や化学物質、薬剤などをとり続けるような生活は、免疫がそれを異物と認識するため、ジワジワと体内で炎症を起こしていきます。また、糖尿病や高血圧症、動脈硬化、肥満などの生活習慣病も慢性炎症を悪化させる原因です。そうしたことが、脳や心臓、肺、肝臓などの老化を招き、免疫力を低下させる原因にもなってくるのです。

センテナリアンの人は、慢性炎症を示す数値が極めて低いことが報告されています。

新型コロナウイルスでも、高齢者は罹患すると肺炎を重症化させやすく、亡くなる人も多く見られました。ですが、軽症ですんだ人もいます。私は、免疫力の強さに加えて、慢性炎症の有無が大きいだろうと考えています。慢性炎症がないということは、肺をはじめとする内臓がとてもよい状態に保たれている、ということだからです。

この慢性炎症を防ぐうえで重要になるのが、短鎖脂肪酸です。短鎖脂肪酸には、炎症を改善する作用があるからです。**短鎖脂肪酸の産生量を増やすには、ふだんから腸内細菌のエサになる食物繊維をしっかりとる**ことです。

同時に実践したいのは、慢性炎症の原因をとり除くこと。生活習慣病の改善に加えて、**コンビニ弁当や加工食品をできるだけ避けること**です。化学物資を体内に入り込ませない食生活の実践は、免疫力の向上と病気悪化の予防には欠かせないことなのです。

加工食品を避ける食生活が免疫力の低下を防ぐ

「野菜を食べたつもり」になっていませんか

免疫力を上げるためには、野菜が必要です。こうお話しすると、コンビニエンスストアやスーパーで売られているサラダやカット野菜を一生懸命に食べる人たちがいます。けれども、こうしたサラダよりは、できるだけ自分で手づくりすることです。

野菜を食べる目的は、食物繊維の摂取だけではないからです。コンビニやスーパーのサラダでも、たしかに食物繊維はとれます。しかし、腸内細菌にダメージを与える心配もあります。野菜の下処理や、容器や調理器具の洗浄などに消毒剤が使われていることが多いからです。

販売側にすれば、食品の質を守り、食中毒を防ぐために、必要な工程なのでしょう。使用する消毒剤は、安全性の基準を満たしていて、身体への影響は心配ないとメーカーは説明すると思います。けれども、消毒剤とは細菌を殺すためのもの。また、化学薬品である以上、体内に入れば活性酸素を発生させる原因になります。

なお、**生野菜から摂取したいのは、第一にビタミンCです**。この栄養素には、免疫細胞の働きを促進する作用があります。とくに、免疫細胞のマクロファージやＮＫ細胞の活性化に役立ちます。感染症を防ぐためにも、とくに積極的にとっておきたい栄養素です。ところがビタミンＣはデリケートな性質をしていて、野菜を洗うだけで、流れ出てしまうのです。しかも、熱を長い時間加えれば、そのぶん壊れてしまいます。

だからこそ、サラダは自宅で手づくりし、つくったらなるべく早く食べたいのです。含有量に差はありますが、ビタミンＣはほとんどの野菜に含まれます。とくに多いのは、赤や黄のパプリカ、ピーマン、パセリ、キャベツ、ブロッコリー、カリフラワー、カイワレ大根、トマトなどです。なお、身体はビタミンＣを蓄えておけず、摂取後２〜３時間で排出されてしまいます。**免疫力の強化のためには、生野菜はこまめにとりましょう。**調理が面倒なときには、ミニトマトを洗って数個食べるだけでもよいと思います。

サラダは自宅で手づくりし、買ってこない

バナナを食べて免疫細胞を増やす

ビタミンCは、果物にも多く含まれます。とくに優れているのは、レモンやオレンジなどの柑橘類、柿、キウイフルーツ、イチゴやブルーベリーなどのベリー類など。果物のよいところは、調理する必要もなく食べられるところです。手軽に食べて、免疫力の強化につなげていきましょう。

なお、手軽に食べられる果物の代表といえば、バナナです。バナナも免疫力の強化に優秀な性質をもっています。バナナを食べると、顆粒球やマクロファージ、リンパ球の数が増えることが報告されています。

ただし、すべてのバナナに等しく免疫細胞を増やす働きがあるわけではありません。皮のきれいな黄色いバナナより、**皮に黒い斑点があるバナナのほうが、免疫力を強化する効果の高いことがわかっています**。つまり、バナナは買ってきてすぐに食べるよりも、数日置いてから食べるとよい、ということです。

しかも、バナナには、ビフィズス菌の大好物であるオリゴ糖が豊富です。そのため、バナナを食べると、短鎖脂肪酸の産生量を増やすことにも役立ちます。

さらに免疫力アップに向けて、ちょっと手を加えたいならば、**焼きバナナ**がおすすめです。レシピは簡単。トースターで、バナナを皮ごと約5～10分焼きます。反対側も5～10分ほど焼きます。そうして、皮が真っ黒になったらできあがり、皮をむくと、トロトロに甘くなったバナナが出てくるでしょう。オリゴ糖がたっぷりと増えている証です。

さらに、不溶性食物繊維が多いため、便秘解消にもよい果物です。葉酸というビタミンB群を含むのも特徴。後述しますが、葉酸は赤血球の生成に欠かせない栄養素です。

バナナは手軽に食べられますから、お菓子などを休憩時に食べるならば、バナナを食べることです。スナック菓子や菓子パンなど、食品添加物が多く、腸内細菌のエサにならないものは間食せず、バナナを1本食べて小腹を満たしましょう。

きれいなバナナより、黒いバナナに効果あり

エサがないと、腸内細菌は小腸の粘液層を食べてしまう

ここまで、私たちの免疫力を高めてくれる腸内細菌のために、エサとなる食物繊維やオリゴ糖をとりましょう、とくり返しお話ししてきました。ただ厳密にいえば、私たちが食物繊維をとらなくても、腸内細菌は生きていくことができます。

しかし、それには代償がともないます。

小腸の壁はたえず粘液を分泌していて、その量は1日に約3リットルにもなります。この粘液は、小腸の細胞が腸内細菌と直接接触しないように働く防護壁の役割をしています。材料となっているのは、水溶性の食物繊維。腸内細菌の好物なのです。

私たちが偏った食生活をして、食物繊維が腸にあまり入ってこなくなると、腸内細菌はどうすると思いますか。腸内細菌も一つの生命を持つ生物です。エサに困れば、小腸の細胞が分泌する粘液を食べて生きのびようとします。腸内細菌にとっては生きるか死ぬかの問題。しかし、腸にとっては大変です。**粘液層を細菌が食べてしまうので、防護機能が衰えて腸の細胞に炎症が起こってしまうのです。**

このことが人の健康にどのような長期的影響をもたらすのかは、まだ詳しくわかっていません。予備的な実験によれば、小腸の粘液が失われると、なんと大腸炎になるおそれがあると考えられています。腸内細菌のほとんどは大腸にいるからです。そのリスクを負わないためにも、私たちは食物繊維を毎日食べなければいけないのです。

では、いったいどのくらいの食物繊維を毎日とるようにすればよいのでしょうか。

生活習慣病を予防する観点からすると、**成人では1日に24グラム以上とるのが理想とされます**。しかし、実際の摂取量は20歳以上で1日に平均15グラムと推計されます。とても少ないのです。そこで現実的な目標値として、厚生労働省は、成人男性は1日に20グラム以上（70歳以上は19グラム以上）、成人女性は18グラム以上（70歳以上は17グラム以上）と基準を設けているのです。

食物繊維は毎日20グラム以上とらなければいけない

免疫強化の救世主レシピ「なんでも蒸し野菜」

食物繊維を20グラムとるためには、どのくらいの野菜を食べる必要があるでしょうか。たとえば、ゴボウを4分の1本食べると、約2・5グラムの食物繊維をとれます。サニーレタスならば、3枚ちょっとで約2グラムです。こうして考えると、十分な量をとるのが大変に感じられてきます。

そこで提案したいのが**「なんでも蒸し野菜」**です。加熱することでビタミンCや酵素は多少失われますが、「蒸す」という調理法は「焼く」「揚げる」より温度が低く、加熱のデメリットを減らせます。また、「ゆでる」とは違い、うま味や栄養の流出を防げます。水蒸気が自由に動きまわるのでむらなく加熱でき、野菜がやわらかく食べやすくなります。量をたくさん食べられるのです。これなら簡単に食物繊維の摂取量を増やせます。

蒸し野菜にむいているのは、白菜、キャベツ、小松菜、ホウレン草、水菜、ブロッコリー、カリフラワー、スナップエンドウ、オクラ、ピーマン、パプリカ、タマネギ、ニンジン、レンコン、ミニトマトなどなど。とにかくいろいろな野菜がおいしくなります。

旬の野菜をたっぷりと蒸して、いろいろな野菜を楽しみましょう。

蒸し野菜をさらにおいしくするのが、ディップソースです。私の定番は酢味噌ディップ。酢に含まれる短鎖脂肪酸と味噌の麹菌を、野菜と一緒にとれる優れものです。エキストラヴァージン（ＥＶ）オリーブオイルと岩塩の組み合わせも最高。野菜のあまみとうまみをしっかり感じられます。少し手間をかけるなら、バーニャカウダソースがおすすめ。ニンニクをすりおろし、アンチョビを包丁でたたきます。耐熱容器にそれらと牛乳を混ぜてラップをし、吹きこぼれないよう様子を見ながらレンジで30～40秒加熱します。そこにＥＶオリーブオイルを加えて混ぜればできあがり。蒸し器には、タジン鍋や無水鍋も使い勝手がよいですが、ふだん使っている鍋でも大丈夫です。鍋の底に丸めたアルミホイルを置いて水を張り、そこにザルを置けば簡易蒸し器のできあがりです。

いろいろな野菜を蒸して、食物繊維をたっぷりとる

毎日のキノコが体内環境を向上させる

「なんでも蒸し野菜」には、キノコもぜひ加えましょう。

キノコにはとくに不溶性の食物繊維が多く含まれます。腸のなかを掃除して、大便の量を大きくしてくれます。キノコのなかで食物繊維の量が多いのは、きくらげと干しシイタケ。シイタケは、干すことで食物繊維の量が約30倍にも増えます。

キノコから得たい栄養素には、「ナイアシン」というビタミンもあります。ナイアシンには、炎症を抑える抗炎症作用があります。そのため、**キノコを毎日とっていると、慢性炎症をやわらげ、体内環境をよくする**ことが期待できます。ヒラタケ、エノキタケ、シメジ、エリンギ、ナメコ、マイタケなどにナイアシンは多く含まれます。

ナイアシンは、糖質や脂質、タンパク質からエネルギーをつくる際にも必要なビタミンです。ですからその摂取は、糖質や脂肪の分解を進め、肥満の予防にもなります。

ナイアシンは、お酒を飲む人には欠かせない栄養素でもあります。アルコールを分解するときに必要だからです。お酒のつまみには、キノコ料理を一品加えるのがおすすめ。

ナイアシンは豚や牛のレバー、カツオやマグロ、サバ、アジなど青背の魚、タラコや鶏のささみ肉、カツオ節や煮干し、落花生にも含まれます。これらもつまみに選びたい食品です。

さらに、キノコ類にはビタミンDが含まれます。近年、ビタミンDの感染症予防作用が注目されています。ビタミンDが、「ディフェンシン」などの免疫物質の分泌にかかわっていることがわかってきたのです。この研究をされているのが、東京慈恵会医科大学の浦島充佳教授で、**ビタミンDの投与によってインフルエンザの発症を大きく予防できる**ことが確認されました。ディフェンシンには、気道の粘膜細胞にウイルスなどの病原体が感染するのを防ぐ働きがあるとのことです。ビタミンDは、キノコ類ではキクラゲやシイタケに豊富です。とくにシイタケは、調理の前に30分から1時間、太陽の光に当てるだけで、ビタミンDが10倍にも増えることがわかっています。

シイタケを干してから食べると、インフルエンザ予防によい

日本人は特別な腸をもっている

海藻類にも食物繊維が豊富です。こちらは、水溶性のタイプです。腸内細菌のよいエサになります。しかも、海藻は日本人の腸にとてもよい食材なのです。

２０１６年、早稲田大学と東京大学大学院の共同研究グループは、日本を含む12カ国の人々の腸内フローラを比較解析し、その菌種の組成が国によって大きく異なることを明らかにしました。

とくに日本人は、海苔やワカメなどの海藻に含まれる食物繊維を分解する酵素遺伝子を、約90パーセントが持っていました。これに対して、他の国々の人は平均15パーセント程度しかなかったのです。つまり、**海藻を消化するための酵素遺伝子は、日本人の腸の大きな特徴であり、それゆえに私たちは海藻から豊富な栄養素を摂取できるのです。**

ではなぜ、私たち日本人は特別な腸を持つことができたのでしょうか。海に囲まれた日本列島は海藻が豊富な環境にあったため、昔から日本人は海藻を習慣的に食べてきました。海藻そのものや、海藻に付着する海洋微生物をとり入れることで、その一種を腸内細菌として腸にすまわせるようになり、やがてその腸内細菌が持っている海藻を消化する遺伝子を、自分の遺伝子にとり込んだのではないか、と考えられています。

これまでの考え方では、遺伝子は生殖によって次世代に渡される垂直伝播のみで、親から子に受け継がれるものとされてきました。しかし実際には、遺伝子が種を超えて転移する水平伝播としても、遺伝子の受け渡しは起こっていたのです。

腸内フローラの特徴は、居住地域や社会環境、生活習慣、食習慣によって、地域ごとに変わり、個々人によっても違ってきます。**日本人の私たちが腸内フローラの状態を整えるには、海藻類など、昔から祖先が食べつないできたものをとることが大事です。**なかでも、海苔やワカメ、昆布、ヒジキ、モズク、メカブなどの海藻類を毎日とることは、日本人の腸内環境の向上に欠かせないということです。

海苔やワカメ、昆布、ヒジキを毎日食べる

サプリメントだけではビタミンを合成できない

免疫力の強化には、ビタミンB群も重要です。生命活動に欠かせない栄養素だからです。ビタミンB群とは、ビタミンB_1、B_2、B_6、B_{12}、ナイアシン、パントテン酸、葉酸、ビオチンなど。美容にも欠かせない栄養素であるため、ビタミン剤などを活用している人も多いでしょう。けれども、いくらビタミン剤を飲んだところで、腸内フローラが貧弱な状態では、十分な効果を得られないことになってしまいます。

ビタミンB群の重要性がわかってきたのは、大航海時代のこと。ヨーロッパの人々は世界の海に乗り出しましたが、長期にわたる航海中、多くの船員が歯ぐきから出血したり、ひざから下に黒あざが広がったりして死亡しました。原因は、ビタミンBとビタミンCという栄養素の不足にあったのです。

船乗りたちのビタミンBやCが不足したのは、それらを含む食品をとれなかったことに加え、腸内細菌の不足が大きかったと私は考えています。**船乗りたちは保存食や缶詰の食品ばかり食べていたので、腸内細菌が十分に育たなかったのです。**

動物はもともとビタミンBやCをとらなくても、自分の体内でつくり出せました。しかし人は、進化の過程で、果物や野菜などを豊富に食べられる環境にあったため、それらを合成する能力を失ったとされます。その代わりに、人は食べたものから、腸内細菌にビタミンBやCを合成してもらうようになったのです。

ビタミンの合成は、腸内細菌の重要な役割です。その合成力は、腸内フローラがバランスよく整い、なおかつ多様性に満ちているときに高まります。**サプリメントを飲むだけでは、腸内細菌はエサを得られず、腸内フローラの多様性も育てられないのです。**

ビタミンB群はレバーやうなぎ、卵、納豆、乳製品、葉菜類に含まれます。こうした食品と一緒に、野菜をたっぷり食べること。食物繊維を不足させてはいけない理由は、ビタミンB群の合成量を増やすことにもあったのです。

ビタミンB群の摂取にはまず腸内細菌が大事

便利で文明的な生活の落とし穴

私たちがつくってきた文明社会で困ったことの一つが、活性酸素を多量に生む社会にしてしまったことです。便利で快適な生活は、一方で、多量の活性酸素も発生させます。このことも免疫力を低下させる原因になっています。体内で活性酸素が多く発生してしまうと、免疫細胞や免疫組織も攻撃を受けてしまうからです。

たとえば、スマートフォンはとても便利です。しかし、あの小さな機械からは電磁波が出ています。ICカードも便利です。電車に乗るのも買い物もカード一枚でできます。しかし、ICカードで改札口を通ると電磁波が出て、私たちの体内では活性酸素が発生します。私たちの文明的な生活は多くの電化製品で支えられていますが、そのすべてから電磁波が出ているのです。

免疫細胞にとって、1万年前になかったものは「非自己」と判断され、攻撃の対象になることはお話ししました。家電製品などから発生する電磁波も1万年前の世界にはなかったもの。これを浴びているとき、体内では顆粒球が活性酸素を発生させているのです。

また、消毒剤や抗菌剤、保存料などの食品添加物、農薬、大気汚染、水道水の塩素などの化学物質もすべて、活性酸素を発生させる原因になっています。

活性酸素が引き起こす病気として、２００種類以上が知られています。脳梗塞や心筋梗塞をはじめ、糖尿病や高血圧、がん、アルツハイマー病やレビー小体型認知症まで、現代人に多い病気のほとんどに活性酸素が関与しているのです。

活性酸素が多く発生しやすい文明社会。ここで生きるには、体内で分泌できる抗酸化物質だけでは足りません。だからこそ、食事から摂取することが重要なのです。

抗酸化物質は、植物性の食品のなかに多く含まれます。植物に含まれる化合物「フィトケミカル」に強力な抗酸化力があるのです。免疫力の低下を招く活性酸素は、野菜や果物を食べることで積極的に消していくことができるのです。

野菜や果物を食べると細胞の酸化を防げる

「旬のもの」を食べる人ほど、病気をしにくい

活性酸素の害を抑えるフィトケミカルの「フィト」はギリシャ語で植物、「ケミカル」は化学物質のことです。具体的には、植物の持つ「色み」「香り」「辛み」「苦み」「渋み」「えぐみ」などの成分です。ここに強力な抗酸化作用があります。

現代になり、日本人の寿命は大きく伸びましたが、一方で、「治らない病気」とつきあい続ける人も多くなっています。長い闘病生活の末に亡くなる人も大勢います。現代は食べものにあふれ、身体を動かすだけのカロリーは十分にたりているけれども、病気を防ぐフィトケミカルの摂取量が大幅に不足しています。このことが、「治らない病気」とつきあい続ける人の増加に関与しているのは、間違いのないことと思います。

では、具体的にどのような野菜や果物を食べると、体内の酸化を防げるでしょうか。

最大の方法は、**「旬のもの」を食べること**です。旬とは、ご存じのとおり、自然のなかでふつうに育てられた野菜や果物などが豊富に収穫できる季節のこと。旬にとれる野菜や果物には、フィトケミカルの量がとくに豊富です。植物は、紫外線や外敵から身を

守る手段として、フィトケミカルを保有しているからです。ですから、ハウス栽培などではなく、旬の時期に露地栽培で力強く育った植物に多く含まれるのです。フィトケミカルは皮や皮のまわりに多く、辛みや苦み、渋み、えぐみなどの味や、色みの成分であるのも、虫や動物などの敵や紫外線から身を守るためです。

ですから、**皮ごと食べられるものは皮ごととったほうがよいですし、スーパーで野菜などを選ぶ際には、より色や味の濃いものを探すことです。**

また、同じ食品でも、色の濃いものと薄いものがあります。そのときには色の濃いものを選ぶこと。たとえば、白ゴマより黒ゴマ、通常のレタスよりはサニーレタス、しらたきよりコンニャクのほうがフィトケミカルの量は多くなります。赤ワインには、白ワインにはない、ポリフェノールという抗酸化力に優れたフィトケミカルが含まれます。

白ゴマより黒ゴマ、白ワインより赤ワインを選ぶ

7色の野菜をそろえて食べると健康効果アップ

一言で「フィトケミカル」といっても、わかっているものだけでも1万種類以上あり、未確認のものもたくさんあります。フィトケミカルの最大の健康作用は強い抗酸化力にありますが、それぞれのフィトケミカルには特有の健康効果があります。

たとえば、タマネギの薄皮に豊富なケルセチンには、がん細胞をアポトーシス（細胞死）に導く効果が期待できます。ですから、タマネギの薄皮は捨てずにお茶パックなどに入れて、味噌汁やスープなどをつくるときに一緒に煮込みましょう。このひと手間だけでも、免疫力を高めることができます。

また、唐辛子やニンジン、シソ、カボチャなどに多いβカロテンは、体内でビタミンAに変わり、マクロファージやNK細胞、T細胞の活性化に働きます。これらは、感染症やがんを防ぐうえで、主要な免疫細胞たちです。ただし、βカロテンは食べものからとることが重要です。ビタミンAは脂溶性であり、身体に蓄えられやすいため、サプリメントなどで一度に大量にとってしまうと、過剰症を起こしかねません。フィンランドで行われた研究では、βカロテンのサプリメントを投与されたグループは、肺がんの発生率が高くなったという結果も出ています。精製した単一の成分ではなく、新鮮な食品からバランスよくとることが重要なのです。

では、どうすると多くのフィトケミカルを効率よくとり入れることができるでしょうか。**おすすめは、1日のなかで7色の野菜や果物をそろえて食べること。**同じ色の野菜には、同じような健康作用をもつフィトケミカルが含まれることが多いからです。

日本栄養士会の中村丁次代表理事会長は、『病気にならない魔法の7色野菜』（法研）のなかで、「赤・橙・黄・緑・紫・黒・白」という7色の野菜とそこに含まれるフィトケミカルの健康作用について解説されています。この7色の野菜をそろえて食べることで、相乗的に健康を増進し、病気を防いでいけると考えられるのです。

タマネギの薄皮は味噌汁の出汁に使う

アブラナ科の野菜を食べている人は、死亡率が低い

キャベツや大根、白菜などのアブラナ科の野菜には、ピリリとした辛みがあります。これは「イソチオシアネート」というフィトケミカルによるもので、強い抗酸化作用とともに、抗炎症作用があります。

国立がん研究センターの予防研究グループの調査によれば、イソチオシアネートの豊富なアブラナ科の摂取量が多い人は、少ない人よりも全死亡リスクが男性で14パーセント、女性で11パーセント低いことがわかりました。

この研究は、食事調査票に答えた45〜74歳の日本人約9万人を対象に、5年後の死亡リスクの調査を行ったものです。漬け物をふくむ11項目のアブラナ科の野菜（キャベツ、大根、小松菜、ブロッコリー、白菜、チンゲンサイ、からし菜、フダンソウ、たくあん、野沢菜漬け、白菜漬け）から総摂取量を推定して、調査しています。こうした野菜の摂取量が多い人は、男性ではとくにがん死が、女性では心疾患死による死亡のリスクが、有意に低くなっていました。脳血管疾患による死亡リスクの低下との関連も認められま

した。なお、男性はブロッコリーとたくあん、女性は大根とブロッコリーの摂取量が多いグループで、死亡リスクの減少が見られたということです。

とくにブロッコリーには、イソチオシアネートに加えて200以上ものフィトケミカルが含まれるとされます。たとえば、ブロッコリーの美しい緑色は、クロロフィルというフィトケミカルです。これには、血流を促進し、動脈硬化を防ぐ効果があるとされます。

また、ビタミンB群の一つである「葉酸」も豊富です。葉酸には、ビタミンB_{12}とともに赤血球をつくる働きがあります。そのため、葉酸をしっかりとっておくと、酸素のめぐりがよくなってエネルギーの産生量が増え、心身をエネルギッシュに保つことができます。

ブロッコリーの旬は11月から３月。風邪の多いこの時期は、毎日でも食べておきたい野菜です。

風邪の多い季節には、ブロッコリーを毎日食べる

免疫力アップのナンバーワンは、ニンニク

アメリカの国立がん研究所は、植物性食品ががんを抑えるという疫学調査を行いました。そして、がんを予防する食品をまとめて「デザイナーズフード・ピラミッド」を発表しています。がん予防効果が高く、重要度の高い食品を頂点にピラミッドの形で紹介したものです。

この頂点に立つのが、ニンニクです。ニンニクの抗がん作用は、独特なにおいや辛みの成分である硫化アリルです。このフィトケミカルは、体内に入るとアリシンという成分に変わります。アリシンには高いがん予防の効果があります。加えて抗菌作用が強く、体内に入り込んだ病原性を持つウイルスや細菌を退治してくれます。

さらにアリシンには、鉄やビタミンB_1の吸収率を高める作用があります。ビタミンB_1はブドウ糖をエネルギーに変える際に必要な栄養素であり、不足すると疲労やだるさ、やる気や集中力の減退などが生じます。人が意欲的に暮らすうえで欠かせない栄養素です。「なんだかだるくて、やる気が起こらない」というときには、ビタミンB_1の豊富な

豚肉を焼いて、生のまますりおろしたり刻んだりしたニンニクを添えて食べましょう。

なお、ニンニクは加熱すると、アリシンがアホエンという成分に変わり、血液をサラサラにして血栓ができるのを防ぐ効果が高まります。

アリシンもアホエンも、免疫の増強力はいずれも優れています。「免疫力をアップするために、何か一つだけ挙げてください」といわれたら、ニンニクといいたいくらいです。しかし、ニンニクは効果が高いぶん、生のまま食べすぎると胃を荒らしてしまうのです。すりおろしや刻みニンニクで生のまま食べてよい上限は約４グラム、一かけ程度です。

硫化アリルは、タマネギやニラ、ネギ、ラッキョウ、エシャロットなどにも含まれます。ニンニクに加えて、こうした食品も日常的にとっていきたいものです。ただ、アリシンは加熱しすぎると失われてしまうため、加熱の際は弱火で短時間だけにしましょう。

生ニンニクは１日に１かけまでとする

キャベツがマクロファージの働きを強くする

では、デザイナーズフード・ピラミッドのナンバーツー食材は何でしょう。

キャベツです。私が毎日欠かさず食べていて、いちおしの野菜でもあります。

キャベツは、抗酸化力に優れていながら、少々食べすぎたところで、ニンニクのような副作用もありません。大便が少し緑っぽくなるくらいでしょう。また、水溶性と不溶性の食物繊維をバランスよく含んでいて腸内細菌のよいエサになります。でも、異常繁殖をうながすような作用はないので、ＳＩＢＯの心配がないのも安心なところです。

キャベツは、腫瘍壊死因子（ＴＮＦ）を産生する作用が強いことがわかっています。ＴＮＦとは、自然免疫のマクロファージが分泌する物質で、がん細胞を殺す働きをもっています。

帝京大学薬学部の山崎正利教授らは、マウスを使った実験で、果物や海藻、野菜などをジュースにして静脈に注射し、どの食品がどのくらいマクロファージを活性化して、ＴＮＦをつくるかを調べました。すると、野菜ではキャベツがその効果がいちばん強く、ナス、大根、ホウレン草と続きました。ちなみに果物ではバナナ、スイカ、パイナップルの順で効果が高く、海藻ではアオマフノリ、アカスギノリ、アカノリの効果が強く、ヒジキや昆布、ワカメなどにも活性が認められました。

また、山崎教授らはマウスに数種類の野菜汁を飲ませ、TFNがどのくらいつくられるかを調べています。結果は、大根、ナス、キャベツが効果が高く、TNFの活性が約10倍にもなっていたのです。

さらに、キャベツには免疫力増強作用の高いビタミンCが豊富です。葉を4枚食べれば、1日の必要分を摂取できるほどです。1食で4枚は大変でも、2~3食にわけて食べれば簡単です。**食事の最初に生味噌をつけて生のまま食べたり、千切りにして食べるとダイエット効果も高まります。**これを私は「食前キャベツ」と呼んでいます。

キャベツ葉を4枚、食前に食べる

感染症で悪化するか否かは、ふだんの「油」がカギ

みなさんは、毎日どのような油をとっているでしょうか。免疫力の強化には、ふだんに使用する油も非常に重要です。

免疫力を低下させる油は、サラダ油や紅花油、ひまわり油、大豆油、コーン油などの植物油です。また、これらの油を使ったマヨネーズやドレッシングなどの調味料も、使いすぎれば、免疫力の低下につながります。

これらの油が免疫力によくないのは、炎症をうながす作用を持った「オメガ6脂肪酸」のリノール酸を主成分とするからです。リノール酸は身体に必要な成分である一方、たくさんとりすぎると、免疫が働いたときに炎症反応が強く現れます。そのため、風邪を引くと咳や鼻水などが長引き、熱を出しやすいなど、症状を悪化させやすくなるのです。

また、マーガリンやショートニングなども避けたい油です。これらは、トランス脂肪酸という、炎症を促進させる成分が大量に含まれます。ショートニングは、揚げ物やク

ロワッサン、パン、クッキーなどをサクサクの食感にするのに役立ちます。そのため、ファストフードやスーパーなどの揚げ物、市販のパンやクッキーなどにも広く使われています。意外なものでは、ラクトアイスやインスタントラーメン、レトルトカレー、カレールウ、コーヒーミルクなどにもトランス脂肪酸が含まれます。

こうした油や食品の摂取は、自分の身体のためにできるだけ控えることです。

では、日常の調理にはどの油を使うとよいでしょうか。おすすめは、エクストラヴァージン（ＥＶ）オリーブオイルです。酸度０・８パーセント以下で鮮度のよいオリーブオイルだけが、「ＥＶ」を名乗れる規定があります。この油には、30種類以上ものフィトケミカルと抗酸化作用に優れたビタミンＥが豊富です。ちなみに、**オリーブオイルの主成分はオメガ9脂肪酸のオレイン酸で、炎症をうながす作用を持っていません。**

サラダ油やマーガリン、ラクトアイスは口にしない

「炎症を抑える油」は刺し身にあり

炎症を抑える油もあります。オメガ3脂肪酸を含む油です。オメガ3脂肪酸には、炎症を抑える作用があります。**ふだんからオメガ3脂肪酸をしっかりとれている人は、感染症などに罹患したとき、症状が悪化しにくくなります。**がんやうつ病、認知症、糖尿病などの予防にも効果が高いことがわかっています。

このオメガ3脂肪酸は、魚の油に豊富です。魚の油には、DHA（ドコサヘキサエン酸）とEPA（エイコサペンタエン酸）というオメガ3脂肪酸が含まれるのです。

DHAは抗炎症作用のほかに、脳細胞の材料になったり、脳の働きをよくしたりします。目の健康にも重要な脂肪酸です。この脂肪酸はマグロやサバ、ハマチ、ブリ、サンマ、キンキ、太刀魚、イワシ、サケ、ウナギ、カツオなどに豊富です。

EPAには、血液をサラサラにし、血栓を防ぐ作用があります。血管をしなやかにし、動脈硬化予防にも役立ちます。この脂肪酸は、サバ、キンキ、マグロ、イワシ、ハマチ、ブリ、サンマ、ニシン、カレイ、サケ、シシャモに豊富です。

ただ困ったことに、オメガ３脂肪酸は、酸化しやすい性質があります。ですから、その摂取には、新鮮な魚を刺し身で食べるのがいちばんです。私も週に2回は食べるようにしています。「今晩は夕食のおかずを買って帰ろうかな」と思うときには、総菜類より刺し身をおすすめします。なお、魚を加熱調理するなら、オメガ３脂肪酸の酸化をなるべく防ぐため、蒸したり煮たりするのがよく、高温で揚げるのは避けることです。

もっと手軽にオメガ３脂肪酸を摂取する方法もあります。**亜麻仁油やエゴマ油を使うことです。**これらはαリノレン酸というオメガ３脂肪酸を主成分とし、αリノレン酸は体内でＤＨＡやＥＰＡにも変わります。ただし、これらの油も酸化しやすいので、加熱調理に使えません。サラダや温野菜、納豆、豆腐にかけるなどして、生のまま、１日にスプーン１杯を目安にとることをおすすめしたいと思います。

刺し身や亜麻仁油をとっていると、感染症を悪化させにくい

肉を「健康悪」と敬遠する人は、早死のリスクが

免疫力の強化には、タンパク質の摂取にも意識を向けていきましょう。

人間をはじめとする生物にとって、タンパク質はとくに重要です。生命活動のためのエネルギーをつくり、体細胞や組織、血液などの材料にもなります。免疫細胞や抗体をつくるのもタンパク質です。ですから、タンパク質を不足させては病気を防げません。

人の身体には、10万種類以上ものタンパク質があり、その量は体重の約20パーセントにもなります。それらのタンパク質は、20種類のアミノ酸がさまざまな形で組みあわさってできています。私たちがタンパク質の豊富な食品を食べると、腸でアミノ酸に一度分解され、身体に吸収されてから、必要なタンパク質に組み替えるという、壊してつくる作業がくり返し行われているのです。

ところが、この重要なタンパク質の摂取量を不足させている人が多くなっています。この状態を「タンパク質エネルギー栄養障害」といい、簡単に「新型栄養失調」とも呼ばれます。今、世界は新型コロナウイルスの猛威におびえていますが、こちらの「新

型」はあまり知られていません。しかし、70歳以上の５人に１人がこの新型栄養失調になっていて、この状態になった高齢者は認知症や寝たきりになりやすく、１年後になんと約半数が亡くなるとも推計されています。

「健康的な食事」というと野菜中心の粗食をイメージする人が多いでしょう。肉汁あふれるステーキは脂肪が多くて、非健康的な料理という人もいます。けれども、肉には良質なタンパク質が豊富。**ときには肉を食べ、タンパク質をしっかりとることは、免疫力にも必要です。**ただ一方で、肉の脂肪は、悪玉菌やデブ菌を増やすエサになるのも事実。その異常繁殖を防いで腸を守りつつ、タンパク質の摂取量を増やすには、ステーキなどの肉料理を週に２回という頻度で食べることが最適と私は考えています。その際には、たっぷりのサラダや生キャベツをまず先に食べることも大切です。

ステーキを週に２回食べよう

豆腐をよく食べる人が持つ最強の腸内細菌

肉の他にも、タンパク質の豊富な食品があります。一つは卵です。卵にはコレステロールが多いため、「1日1個が限度」と以前はいわれていました。しかし、この考えは間違いとわかっています。卵は、ビタミンCと食物繊維をのぞく、ほぼすべての栄養素を含むスーパーフードです。1日に2〜3個食べても問題ありません。ゆで卵をつくっておき、子どものおやつに食べさせてあげると、免疫力の強化によいでしょう。

魚介類も良質なタンパク源です。週に2回はメイン料理をステーキにし、他の日を魚介類にすることは、理想的な食習慣といえるでしょう。

さらに積極的に食べてほしいのが、豆腐や納豆、味噌などの大豆食品です。

ただし大豆は、肉や卵、魚のようにはバランスよくアミノ酸を含んでいません。ですから、冷や奴にはカツオ節やしらす干しを乗せるなどして、タンパク源をプラスしてあげるとよいと思います。

大豆食品を積極的に食べてほしい理由は、タンパク質の摂取のほかに、大豆イソフラ

ボンというフィトケミカルをとれることにあります。大豆イソフラボンは、女性の体内では、女性ホルモンに似た働きをし、若々しく美しくあるために役立ちます。また、乳がんを予防する効果も期待されています。一方、男性の体内では、前立腺がんを起こす男性ホルモンの働きを阻害する効果が期待されています。大豆の摂取によって、前立腺がんのリスクが26パーセント減少すると報告されています。

ただし、こうした効果は、大豆イソフラボンから「エクオール」という物質をつくる腸内細菌を持っているかどうかが大きいとも考えられています。このエクオールをつくる腸内細菌を持つ人は、日本や韓国など大豆をよく食べる国では2人に1人とされますが、欧米ではほとんどいないと見られています。このすばらしい腸内細菌は、エサとなる大豆を食べることで数を増やしていくことができます。

豆腐や納豆、味噌で乳がん・前立腺がんを防ごう

パンを食べる人は「腸もれ」を起こしやすい

現代人の腸は、とても危険な状況に置かれています。それは、小麦粉食品を日常的に食べるようになったからです。

小麦粉食品が腸を傷つけるのは、「グルテン」というタンパク質が多いためです。グルテンにはグリアジンというタンパク質が含まれるのですが、それには小腸内で「ゾヌリン」という物質を放出させる働きがあります。

このゾヌリンの濃度が高くなると、小腸の腸壁をつくる粘膜細胞の結合がゆるみ、細胞と細胞の間に細かな穴が開きやすくなります。

その穴は、目に見えないほど小さなものです。けれども、腸内細菌や未消化の栄養素を通すだけの大きさがあります。腸内細菌は、腸では免疫に存在を認められた共生菌ですが、体内に入り込んでしまうと「異物」と判断され、攻撃の対象とされてしまいます。また、未消化の栄養素も、本来は体のなかにないもので、「異物」です。腸の穴は小さいため、異物を通すとしても、ほんの少しずつです。ですが、それによってジワジワと慢性炎症が続くことになります。このことも、現代人の免疫力が低下する一因なのです。

この状態を私は、わかりやすさを意識して**「腸もれ」**と呼んでいます。今、腸もれを起こしている人が、パンやパスタを主食とする欧米人だけでなく、日本人にも非常に多くなっています。私は、程度の差はあるにしろ、日本人の約9割が腸もれを起こしているのではないかと推測しています。パンやパスタ、ピザ、うどん、ラーメン、ケーキ、クッキー、スナック菓子などの小麦粉食品を毎日大量に食べる人が多いからです。

免疫力を高めるには、腸もれを治すことも重要です。そのためには、パンやパスタ、ラーメンなどの小麦粉食品をできるだけ避けることです。せめて、週に2回程度まで減らしましょう。そのぶん、腸によい食品の摂取を考えることです。腸内フローラの状態を整え、腸壁を守る粘液を十分に分泌できるようになれば、腸もれは治っていきます。

パンやパスタなどの小麦粉食品は週に2回までに

第4章

「笑う」「寝る」「好きなことをする」で免疫は3割上がる

免疫力の30パーセントは「心」でつくられる

免疫力の70パーセントは腸でつくられます。では、残りの30パーセントはどこでつくられるでしょうか。**答えは、心です。免疫力には心のあり方も大事なのです。**

ただ、「心」というと、ちょっと漠然と感じるかもしれません。そこで医学的に説明すれば、内分泌系や神経系の刺激ということになります。内分泌系は、身体の働きを高めたり、抑えたりする調整係で、内分泌物はホルモンとも呼ばれます。神経系は脳のなかで身体の各部に指令を出す監督係です。このホルモンと神経系と免疫という三者は、密接にかかわりあいながら、私たちの健康を守ってくれているのです。

ところが、この三者の連携に影を落とすものがあります。精神的なストレスです。現代はストレス社会とも呼ばれるほど社会が複雑化し、私たちはストレスを負いやすい環境で生きています。そのため、精神的ストレスが原因で起こる病気が増えました。この種のストレスは、前述のように自律神経の交感神経の働きを強くして、脳のなかで**「ノルアドレナリン」**や**「コルチゾール」**というホルモンを放出させます。

ノルアドレナリンは脳内で興奮性の伝達物質として働き、不安や恐怖、怒りの感情にかかわります。こうした感情を私たちが感じているとき、血管が収縮して血流が滞り、免疫細胞の働きも低下しているのです。とくに、ノルアドレナリンには抗体やマクロファージの活性を落とす作用があります。

また、コルチゾールもストレスを感じているときに脳内の量が増えるホルモンで、免疫システムともっとも関係のあるホルモンです。T細胞などのリンパ球をアポトーシス（細胞死）に導くのです。これは、炎症を抑えるために人体に備わったシステムであり、炎症を悪化させないためには、適度にコルチゾールが働くのは必要なことです。けれども、人がストレス状態に長く置かれてコルチゾールの分泌量が増えすぎると、リンパ球が減って、免疫力を著しく低下させることになってしまうのです。

不安やイライラが強いとき、免疫力は低下している

うつ病は、人類を守るために免疫システムがつくった病

ストレスが起こす病気にうつ病があります。最近の研究では、うつ病や不安症など精神疾患にかかる人の割合は18パーセントにものぼり、国民の5人に1人が一生のうちになんらかの精神疾患にかかると推計されています。私たちに身近な病気の一つとなっていますが、うつ病も実は、免疫力と深い関係のある病気なのです。

「人がうつ状態になるのは、感染症から身を守るための免疫システムの進化の結果」と述べている研究者がいます。米国・エモリー大学のA・ミラー博士とアリゾナ大学のC・レイモン博士です。彼らは2012年の「モレキュラーサイカイアトゥリー」のオンライン版に、**人間は病原体による感染から身を守るために、免疫システムが進化する過程でうつ状態を起こすようになったのではないか**、との学説を発表しています。

彼らの研究班は、うつ病になると、感染症にかかっていなくても炎症反応が起こりやすいことから、うつ状態が免疫システムと関係しているのではないかと考えました。また、アメリカではうつ病がありふれた精神疾患であることから、もともと脳内にくみ込

まれた反応ではないのかと仮定し、なぜうつ状態と免疫が結びついたのか考察しました。

長い人類史のなかで、人間にとって感染症ほど恐ろしい病はなかったことは前述しました。抗生物質もワクチンもないなか、新たな感染症に罹患することは死を意味し、家族や集団システムの崩壊に直結するものでした。だからこそ、大人になるまで生き抜いて遺伝子を子孫につなげるためには、感染症から身を守る必要があったのです。

大昔の人のストレスといえば、獲物や敵と闘ったときのプレッシャーや負傷だったことでしょう。負傷したストレス状態で感染症にかかった人に近づけば、あっという間にうつって死にいたったでしょう。しかし、ストレスによってうつ状態になれば、動作が緩慢になって食欲も落ち、社会活動から疎遠になります。**このうつ状態が、感染症から身を守るために有効だったのではないか、**ということなのです。

つまり密閉・密集・密接という「３密」を避け、家に引きこもろうとする精神状態が築かれるのです。

昔の人はうつ病で引きこもることによって感染症を防いでいた

報道もときに免疫力を低下させる原因になる

人間にとって、新たな感染症と対峙することほど過酷なストレスはありません。死のイメージと強く結びつくからです。**恐怖や不安などの感情もストレスホルモンを分泌させ、免疫力を低下させて、うつ病を起こす原因になります。**

私たちは、大昔と異なり、恐怖をはるかに学習しやすい環境に生きています。インターネットやテレビ、携帯電話などの出現で、時間や場所を超えた学習がスピーディにできるようになったためです。しかしこれは、免疫力を低下させやすい環境でもあるのです。

新型コロナウイルスが拡大するなか、マスクの着用や外出の自粛を求められ、人々は手や周辺のものを一生懸命に消毒しました。感染の危険性は、「今日は何人感染し、何人が死亡した」という数字とともに報道され、感染者の情報は世間にさらされました。

感染は芸能人やアナウンサーなど情報発信力のある人たちにも広がり、報道する側は行動の自粛を国民に求めました。そうして情報を受けとる側は、一人一人の行動のあり方をおおいに問われる立場に置かれ、「ステイホーム」の合言葉のもと、家にこもる生活が続きました。そこにあったのは、新型コロナウイルスという新しくて正体がなかなか見えてこない敵に対する恐怖、もしくは恐怖に対する不安でした。

そんな恐怖を訴える情報があふれ、人との接触を避ける暮らしは、たしかに感染拡大を防ぐためには役に立ちます。けれども一方で、免疫力を確実に低下させてしまいます。ストレスが強すぎるからです。これは、感染のリスクを高めることも意味します。

こうしたストレスを感じやすい状況下で、自分の免疫力を守るためには、冷静さを保つことが重要です。ストレスを感じさせるような情報や人たちからいったん離れるという選択が必要なときもあります。自分では免疫力を高める努力を日々行い、本当に必要で正しい情報だけを見て、今ある時間を自分のために使おうと考える。これだけでもストレスはやわらぐものなのです。

ストレスを感じさせるものとは距離を置く

脳がつくり出す「恐怖に対する不安」には注意を

「恐怖」と「恐怖に対する不安」では、決定的な違いがあります。これを混同させてしまうとストレスはより大きくなり、免疫力を低下させてしまうため、注意が必要です。

実際の生活で、恐怖が必要なときがあります。たとえば、車を運転していてスピードを出しすぎてカーブを曲がるときなどに感じる恐怖。これは実際の「恐怖」で、恐怖を感じるから人は危険を回避し、命を守ることができます。

では、「恐怖に対する不安」とは何でしょうか。こちらは、脳のなかで勝手につくり出された架空の恐怖です。

たとえば一昔前まで、北海道では「道産米はおいしくない」というイメージがあったそうです。でも、今は人気があります。理由の一つは、地球温暖化によって気温が上がり道産米の味がよくなったこと。もう一つは福島の原発事故による風評被害により、「本土産の米は怖い」というイメージが広がったためといわれます。

現実に、福島の原発事故により、福島から日本各地に移り住んだ人や子どもたちがいじめやひどい差別を受けたといいます。たしかに、原発事故による放射能の被害は「恐怖」です。しかし、その恐怖のもとに根拠のない不安が脳で生じると、差別やいじめにつながっていくことになります。これは絶対に起こしてはいけないことです。

社会学者のバリー・グラスナーは、「恐怖をあおることで、政治家は有権者に自分を売り込み、テレビやニュース、雑誌は視聴者や読者に自分を売り込み、権利擁護団体は入会を勧誘し、やぶ医者は治療を、弁護士は集団訴訟を、企業は商品を売り込む」と述べています。恐怖は本来、自分を守るための感覚です。しかし、恐怖から生ずる不安にとらわれると、自分や他人を傷つけ、破滅へと追い込んでいってしまうのです。

私たちに必要なのは、恐怖の実態を冷静に見極め、どうして恐怖を感じたのかと客観的な判断をくり返すこと。「本当に恐れるべき恐怖」と「恐れることのない、つくられた恐怖」を見わけられれば、余計な不安で免疫力を低下させることはなくなるのです。

「恐れることのない、つくられた恐怖」に踊らされない

人間は身体のなかに百人の名医を持っている

さまざまなストレスにさらされている現代社会。だからこそ、そこで生きる私たちは、ポジティブな思考を持ち、意識してでもリラックスできる生活を整えることが必要です。そうやって、リラックス時に優位になる副交感神経を刺激し、交感神経とのバランスをとっていくことが、免疫力を高く保つうえでは欠かせないのです。

免疫力は、副交感神経が優位のときに高まります。T細胞や抗体の働きが高まり、インターフェロンなどの攻撃物質も産生されます。

「医学の父」と呼ばれる古代ギリシアのヒポクラテスは、「人間は誰でも身体のなかに百人の名医を持っている」という格言を残しています。私たちの身体は、どんな名医にも勝る自然治癒力を備えているのです。その自然治癒力をつかさどるのが免疫システムであり、**免疫システムがもっとも活発に働けるのが、夜間、私たちがリラックスしたり、眠ったり、あるいはポジティブな思考で前向きにそのときを楽しんでいる間なのです。**

また食事をしているときにもリラックスし、副交感神経が優位になっています。食べることそのものが副交感神経を優位にしますが、ゆったりとした気分で「おいしい」とよく味わって食べることも大切です。家族や友人と食事をする際には、ニコニコとよく笑って、ポジティブな話題でそのひとときを楽しみましょう。そうすれば、食卓につく人みんなの免疫力を、あなたが上げてあげることができるのです。

反対に、食卓でネガティブな意見を披露してはいけません。相手を否定したり、批判したり、グチをいったり、叱ったりしては絶対にいけないのです。私は以前、ネズミを使った実験で、食事中にストレスを与えるという方法で、アトピーのネズミをつくったことがあります。エサを食べようとすると、決まって尾の先に電気を流したのです。結果、私自身が驚くほど、ネズミは重度のアトピーになりました。食卓をネガティブな雰囲気にすることは、ネズミの実験と同じく、免疫力を著しく低下させる原因になります。

食事中にグチをいったり、叱ったりしてはいけない

免疫力は心のあり方しだいで変わる

心のあり方が、免疫力の強弱に深くかかわっています。何ごともポジティブにとらえて希望や夢を持って生きる人は、交感神経と副交感神経のバランスをとるのも上手で、免疫力も増強されます。

心のあり方にもっとも影響されやすいのは、NK細胞です。笑えばNK細胞の活性は上昇し、落ち込むと低下するという具合に、**NK細胞はメンタルの影響をもっとも受けやすい免疫細胞です**。生きがいがあって楽しくイキイキとした生活は、NK細胞の活性を高めます。反対に、イヤイヤものごとにあたったり、暗い気持ちでいたり、他者に不満を抱えていたりすると、NK細胞の活性を失います。NK細胞の活性が落ちると風邪などの感染症にかかりやすく、がんにもなりやすくなります。

では、心の変化は、どのようにNK細胞の活性に影響を与えるのでしょうか。

私たちは日常生活のなかで、何事においても「好き」と「嫌い」を無意識に判断しています。この心や感情の変化が間脳という脳の一部に伝わると、間脳の働きが活発になり、神経ペプチドという物質がつくり出されます。

神経ペプチドは、まるで感情を持っているかのように働きます。情報の内容を判断し、その判断によって自らの性質を変えるのです。たとえば、**「好き」「楽しい」と感じたときには善玉ペプチドとなって全身に流れ、NK細胞を活性化させます。**反対に「嫌い」「怖い」「つまらない」「ストレスがつらい」と感じたときには悪玉ペプチドとなって、NK細胞の働きを低下させるのです。

だからこそ、何ごともよい方向にとらえて、ポジティブな思考を心がけることが重要です。「好き」「楽しい」と感じるものに、どんどんチャレンジするのもよいことです。また、ストイックになりすぎず、お酒もほどほどに飲んで、大変な状況下でも努めて陽気に楽しく暮らせる人のほうが、NK細胞の働きをよくできることがわかっています。

努めてでも、陽気に楽しく暮らしていこう

「1時間笑う」ことが免疫力アップのコツ

アメリカのジャーナリストであるN・カズンズ氏は『笑いと治癒力』(岩波現代文庫)という著書のなかで「笑いは感性のプログラムを活性化し、治癒力を高める」と語っています。笑いは自律神経を介して、心と身体のプログラムを活性化させるというのです。「笑う」ことでNK細胞を活性化させるというデータも、これまで多く報告されています。L・ベーク博士は、健康な医学生52人を対象に、1時間のコメディビデオを鑑賞させ、その前後の免疫力を測定しました。

結果、NK細胞の活性も、抗体の量もそれぞれ増加し、その効果はビデオ鑑賞後12時間以上も続いたということです。なお、笑うと活性化するのはNK細胞ばかりではありません。他の免疫システムもおしなべて活性化することがわかっています。「笑う」と免疫力が高まるという研究は他にも多くあります。ほとんどが1時間笑うというものでした。ところが、「3時間笑う」という実験になると、逆に免疫力が低下したケースも見られました。**免疫力を高めるには、1時間程度笑うのがよいようです。**

ところが大人は、ほどほどに笑うことも忘れがちです。人間の子どもは1日に３００回も笑うそうですが、大人になるとわずか17回です。**笑うことほど簡単で楽しい健康法はないのに、もったいないことです。**親しい人と楽しく談笑するだけでも、私たちの免疫力は高まります。好きなお笑い動画などを見るのもよいことです。私は「笑いが足りないな」と感じると、大好きな落語を聞きに寄席に行くようにしています。

さらに、笑いながら食事をすると、やせやすいことがわかっています。「『おいしい』と感じながら食べること」「大好きな人と食べること」「ニコニコ笑って食べること」の3つを守って食べていると、その献立が持つエネルギー以上の熱を身体は消費し始めるというのです。いつもニコニコ笑っているだけで、免疫力が上がってダイエットもできるのですから、笑いの効用とは笑っちゃうほど簡単に得られる、というものです。

ニコニコ笑って食事をすれば、ダイエットにもよい

足の筋肉を衰えさせてはいけない

日常的に運動する人は、めったに運動をしない人よりNK細胞の活性が高いことがわかっています。とくに歩くという運動が有効です。東京ガス健康開発センターが発表したデータでは、社員9000人を16年間追跡調査したところ、毎日1時間の歩行と週末の運動をしている人は、ほとんど歩かない人に比べて、がんによる死亡のリスクが半分になったという結果でした。

歳をとるほどに、筋肉の衰えが出てくるのは、みなさんも日々感じているところでしょう。しかし、足の筋力の衰えは、免疫力低下の第一歩です。

足の血管は心臓からもっとも離れた場所にあって、地球の重力によって血液が足のほうへたまってしまいます。そこで足の筋肉が、運動とともに収縮と弛緩をくり返して血管を圧迫し、血液を上へと押し上げ、血液の循環を保っています。それによって、血液中の多くの免疫細胞も滞ることなく、全身をめぐることができるのです。

ところが、運動をしないでゴロゴロしたり、長時間同じ姿勢でいたりすると、足のポンプの作用が働きにくくなります。心臓はもくもくと休まず血液を送り出してくれますが、足の筋肉は意識して動かさないと、しっかり機能しません。しかも、加齢とともに筋肉は衰え、ポンプの働きも低下していきます。実際、下半身の筋肉は、30歳くらいを境に、1年で1パーセントずつ衰えていくといわれています。

私も免疫力を高めるために、ふだんはなるべく歩くようにしています。スポーツクラブでランニングマシーンを使うのもよいのですが、やはり自然のなかをゆっくり散歩するのは気持ちのよいものです。よく行くのは皇居です。とても美しい庭園もあるので、たびたび散策しても飽きません。また、上野動物園の年間パスポートを買って、大好きな動物を見ながら歩くのも、お気に入りのウォーキングコースです。このようにお気に入りの公園や場所を見つけて、自然を感じつつ楽しみながら歩くと、免疫力の向上にはなおよいでしょう。

1日1時間歩く人は、がんになりにくい

自律神経のバランスは、呼吸で整える

自律神経は自分の意思と無関係に働く神経ですが、自ら意識することでコントロールしていく方法があります。その方法とは、呼吸です。呼吸を意識的にコントロールすることによって、交感神経と副交感神経のバランスを整えていくことができます。

私たちが物事に集中しているときやストレスがかかっているとき、交感神経が優位になり、呼吸数が増えて浅くなります。これは胸式呼吸になっているためです。

胸式呼吸はふだん誰もが無意識に行っている、肺の周辺だけで行う呼吸法です。この呼吸は交感神経を刺激します。そこに疲労や心の動揺、怒りなどの感情が加わると、呼吸はさらに浅く激しくなり、ますます交感神経が優位に働いてしまうのです。

また、この方法では呼吸を浅く短くしか行えないので、空気を肺のなかまで到達させないまま吐き出します。体内で発生した二酸化炭素をしっかり吐ききれないうえ、とり込む酸素の量が十分でなくなるので、呼吸回数を増やして酸素を補おうとします。結果、呼吸が浅く速くなってしまうのです。これでは血行が悪くなって代謝が落ちますし、む

くみや便秘などの不調の原因にもなります。自律神経のバランスも崩れやすく、倦怠感や不眠、頭痛などの不調が生じ、免疫力も低下してしまいます。

このよくない連鎖は、呼吸を変えることで断ち切っていくことです。

私たちが意識したい呼吸法は、腹式呼吸です。腹式呼吸は、肺の底にある横隔膜の動きに重点を置いた呼吸法で、深く吸って吐くのが特徴です。**息をゆっくりと吸って、ゆっくりと吐き切ることで、副交感神経を意図的に刺激でき、自律神経のバランスを整えていけるのです。**

しかも、腹式呼吸は多くの酸素をとり込めるので、体内の細胞に酸素を十分に行きわたらせることができます。また、血管を広げるので、血流がよくなります。血の巡りがよくなれば、免疫力が高まります。さらに緊張した筋肉をゆるませる効果もあり、身体も心もリラックスし、副交感神経をなおのこと向上させていくことができるのです。

ゆっくり吸って、ゆっくり吐くトレーニングをする

うがいだけでは感染症を予防できない

「感染症の予防には、うがいが大切」といいます。本当でしょうか。

ウイルスが浮遊する空間で呼吸をしていれば、ウイルスはすぐに侵入し、のどや鼻の粘膜にくっつきます。そのウイルスを外に吐き出すためにうがいをするなら、極端な話ですが、息を吸い込むたびに、うがいをする必要が出てきます。

ただ、ウイルスが粘膜に付着してから細胞に入り込むまでは、もう少し時間がかかります。でも、多くの人は外出先から戻ったときにうがいをするはず。ウイルスの付着からうがいまで数時間かかっていれば、ウイルスは粘膜に入り込んでいるかもしれません。

では、どうするとよいでしょうか。**効果的な方法があります。水を飲むことです。水を飲めば、ウイルスは一緒に流れます。あとの退治は胃酸にお願いすればよいのです。**

ですから、水をもっとこまめに飲みましょう。ポイントは、「のどがかわく前に、ちびりちびりと飲むこと」。私は水を飲むことを習慣にしているので、仕事をするときには、コップをデスクに置いて、一口ずつずっと飲んでいます。外出中もよく水を飲みます。

また、水分をとることは、のどや鼻の粘膜を整えるうえでも重要です。外気が乾燥すれば、のどや鼻の粘膜も乾燥しやすく、ウイルスが粘膜にとどまりやすくなります。そうしたときに水を飲めば、粘膜の乾燥をやわらげられます。多くのウイルスは乾燥を好み、湿度を嫌うので、**水を飲んでのどを潤すのは、ウイルス対策にとてもよいのです。**

しかも、水をきちんと飲んで血流をサラサラにしておけば、免疫力も高められます。水には鎮静作用もあります。水を飲むことで心を落ち着かせ、リラックスできるのです。これによっても、副交感神経の働きを活性化できます。

では、どのくらいの量を飲むとよいのでしょうか。外気の温度や汗のかき方にもよりますが、**1日に1・5〜2リットル**を目安にすると、水を飲むことが、感染症予防と免疫力アップの役に立つと私は考えています。

のどがかわく前に、水をちびりちびりと飲む

免疫力をアップする水の3つの条件

せっかく水を飲むならば、免疫力によい水を上手に選びたいものです。

第一の条件は、「天然水」であること。一般には、ミネラルウォーターと呼ばれます。標高の高い山などに降った雨雪は、長い時間をかけて地層に浸透し、その間に、ゴミや汚れがろ過される反面、地層のミネラルを吸収して湧き出してきています。そうした1万年前の祖先も飲んでいたような天然水には、細胞レベルから身体を元気にする生理活性作用があります。反対に、水を加熱殺菌などすれば、その生理活性は損なわれます。水道水のように塩素など化学物質を水に含ませてしまったら、活性酸素を発生させる原因になります。ですから、免疫力の強化のために飲む水は、加熱殺菌していない天然水であることが第一の条件です。

では、この条件をどこで見わければよいでしょうか。ミネラルウォーターのペットボトルのラベルには、水の情報が記載されています。そこに「非加熱」と書かれていたら、「加熱しなくてもクリーンでおいしく飲める天然水」との意味と解釈できるでしょう。

第二の条件は、ミネラルをほどよく含むこと。水には、カルシウムやマグネシウムなどが含まれ、これらは腸の働きに欠かせないミネラルです。ラベルに「鉱泉水」「鉱水」「温泉水」と書かれていれば、地層という天然のろ過装置を通って、地中から湧き出した水という意味。これらを名乗るには、ミネラルの含有が条件とされています。反対に「井戸水」「湧水」「伏流水」には、ミネラルの含有が定められていません。

第三の条件は、アルカリ性の水であること。人の体液は、健康なときにはアルカリ性に保たれていて、免疫細胞も血液がアルカリ性のときに活発に働くことができます。反対に、体調を崩すと酸性に近づきます。アルカリ性か酸性かは「pH」という数値で示され、中性が7・0、それ以上がアルカリ性です。体液に近いpHの水を飲むことで、体内環境をサッと整えていくことができると期待されています。

「非加熱」「鉱泉水・鉱水・温泉水」「アルカリ性」の天然水を飲む

1日1回の入浴ががん予防に効く

免疫の働きをよくするためには、体温を高く保つことが大切です。くり返しますが、免疫学の権威だった故安保徹先生は「体温を1度上げると、免疫機能が30パーセント上昇する」といっていました。

反対に、身体が冷えると免疫の働きも弱まります。冬に風邪を引きやすい理由の一つは、身体が冷えて血管が縮み、血流が悪くなりやすいことにあります。

また、冷え性の人ほどがんになりやすいのも、免疫力が低下した状態で毎日を過ごしてしまうことにあります。しかも、がん細胞は体温の低い体内環境を好み、増殖力を高めることがわかっています。反対に、高い体温の環境では、活動を停滞させます。前述もしていますが、体温が39度を超えると、がん細胞は死滅するともいわれます。

では、日常生活のなかで、高体温の状態をつくり出すにはどうすればよいでしょうか。ぜひ、入浴を活用しましょう。**最近は、シャワーだけですませてしまう人も多くなりましたが、それでは免疫力を高められません。1日に1回は温かいお風呂にゆっくりと入**

り、体温を芯から上げていくことです。

そのためには、熱いお湯にサッと入るような烏の行水はＮＧ。これでは身体の表面しか温められません。自分で「ちょうどよい」と感じられる温度でよいので、15～20分はお湯につかり、身体の深部まで温めていきましょう。ジワジワと汗をかく程度がベストです。入浴後は湯冷めをしないように靴下を履き、温かい服装をするのも大切です。

入浴後には、ぜひ足裏のマッサージをしましょう。「足は第二の心臓」ともいいますが、足の裏には全身の神経が届いています。ここをマッサージすると、腸だけでなく心臓や肺、肝臓などにも刺激を与えていくことができます。方法は、手をグーにして、関節のとがった部分で足の裏全体をなでてあげれば十分。また、両手を使って、足裏から足の指や、指の間、つけ根までゆっくりともみほぐしてあげるとよいでしょう。

入浴と足裏マッサージで血行を促進

睡眠不足ほど免疫を下げるものはない

免疫力を決定的に低下させてしまうことがあります。睡眠不足です。

バブルのころ、「24時間戦えますか?」という言葉が流行したことがありました。ビジネスマンの長時間労働が美徳とされていたころのことですが、人体のしくみからいえばとんでもないことです。睡眠は生命活動や免疫と密接にかかわっているからです。

とくに、睡眠の質は胃腸の状態に深刻な影響を与えます。朝晩の変動シフトで働く人たちや、長時間旅行で時差ボケが生じたりする場合、胃腸の働きが抑制されたり促進されすぎたりして、便秘や下痢の症状を訴える人が多くなります。これは、睡眠不足がストレスとなって交感神経が優位に活性化し、ストレスホルモンの分泌が増加して、胃腸の機能障害が起こるためと考えられています。

ストレスがかかったときに分泌されるホルモンの一つに、副腎皮質ホルモンがあります。このホルモンが多量に分泌されると、免疫の本隊をなすT細胞の働きを抑えてしまうのです。「ステロイド剤」という薬をみなさんは知っているでしょう。ステロイド剤は、炎症や免疫反応を抑えるために、副腎皮質ホルモンを治療薬に利用したものです。

この薬を使うと、症状がすっきり消えるように感じますが、副腎皮質ホルモンの働きでT細胞の活動を抑えて、つらい症状を一時的に緩和している状態で、治ったわけではありません。免疫を抑える力が強いからこそ、ステロイド剤は長期間の利用ができないのです。その作用と同じことが、ストレスが多くなると、身体のなかで起こってきてしまいます。つまり、T細胞の働きが抑制され、免疫力が著しく低下してしまうのです。

こうなれば、ウイルスなどの病原体が身体に侵入してきたとき、たちまちウイルスが体内で増殖し、重症化することになってしまいます。昼夜逆転の生活をしている人、忙しさから睡眠時間を削っている人ほど、病気をしやすいのはこのためでもあるのです。

睡眠時間を削ってまで、がんばろうとしない

腸内細菌は夜に活動する

私たちが眠ることとは、腸内細菌にとっても重要です。

腸内細菌も一日のなかで数や活動に変動を起こすことがわかってきています。こうした腸内細菌の日内変動が、宿主の体内時計にも影響を与えています。マウスを使った実験では、腸内細菌を持たない無菌マウスは、体内時計が弱くなることが報告されました。これは、体内時計が規則正しく動くには、腸内細菌が欠かせないことを示しています。

私たちが眠っている間、腸内細菌は腸のなかで目覚めて活発に働きます。腸の蠕動《ぜんどう》運動におおいに刺激を与えて腸管の働きを活性化するのです。腸の動きは自律神経と連動していて、副交感神経が優位のときに活発になり、交感神経が優位のときに停滞します。ですから、夜に活性化し、昼間は働きを休むという体内時計を、腸は持っています。その体内時計のリズムがしっかり動くように、腸内細菌は強く刺激を与えているわけです。

腸は、主に「消化」「吸収」「免疫」「浄血」「排泄」「合成」「解毒」という7つの働きを持ちます。これらの働きを、腸は人が眠っている間に行い、それを腸内細菌がせっせと助けている、という強力な相互関係ができています。そうして身体のなかの不要物が大便という形になって、朝、表に出てきます。だからこそ、朝の排泄が重要なのです。

反対に、ストレスフルで交感神経優位で過ごしていると、たちまち便秘になってしまうのは、睡眠の質が悪いために腸と腸内細菌が思う存分働けないからだったのです。

つまり、**私たちがよい睡眠を心がけることは、腸と腸内細菌の連携を高めるためにも必要です。**ところが最近は、不眠症に悩む人が増えています。原因の一つは、テレビやスマートフォン、パソコンなど強い光を発する画面を、就寝の直前まで見ていることにあります。それらから発せられるブルーライトの刺激は非常に強く、脳を覚醒させてしまうのです。ですから、少なくとも就寝の１時間前には画面から目を離しましょう。ゆっくりと本などを読んでから眠るようにすると、よい睡眠を得られるようになると思います。

熟睡のためはスマホを置き、本を手にする

体内時計のズレをリセットしよう

1日は24時間ですが、人の体内時計は、国立精神・神経医療研究センター精神保健研究所の三島和夫部長（2012年当時）らによると、実際は24時間10分程度であり、個人差もあるということです。

このズレをリセットすることも、免疫力には必要です。1日24時間に対して、わずか10分の狂いです。けれども、毎日リセットをしていかないと、あっという間に体内時計のズレは蓄積していきます。この状態も、人の身体にとっては大きなストレスで、交感神経の働きを高ぶらせてしまうのです。こうなれば夜になっても副交感神経のスイッチを押せず、免疫の働きを活性化できません。布団に入っても熟睡できず、「いくら眠っても、眠気がとれないし、疲れもとれない」という状態をつくり出してしまうのです。

では、体内時計のズレをリセットするにはどうするとよいでしょうか。大切なのは、朝の過ごし方です。自然な眠りへ導くための睡眠ホルモンに「メラトニン」があります。その分泌は体内時計によって管理されていて、朝日を浴びると分泌が止まります。そして、約15時間後に再び分泌量が増え始めます。朝7時に起きる人は、夜10時に眠気が強くなるというリズムです。ですから、**朝起きたら外に出て太陽の光をしっかり浴びましょう**。それだけで、体内時計のズレをリセットでき、夜は熟睡しやすくなるのです。

また、食事で体内時計のズレをリセットする方法もあります。人間が朝、昼、晩と1日に3回食べるようになったのは、規則正しく眠って目覚めるためといわれます。おなかがすくと脳は覚醒します。反対に満腹になると眠くなります。食事のリズムは睡眠のリズムと連動しているのです。だからこそ、**1日の始まりである朝食は、できる限り同じ時間にとりましょう**。それによって体内時計のズレをリセットできます。

でも、朝は食欲がないという人も多いでしょう。そうした人はコーヒーや緑茶を1杯同じ時間に飲むだけでもよいのです。

朝は太陽の光を浴び、コーヒーを1杯飲む

おわりに

21世紀になり、人間社会は著しく進歩し、発展しました。ただし、文明がいかに発達しても「人間は地球を宿主にしている一つのパラサイトにすぎない」という事実は変わりません。ところが、私たちはその事実に目をそむけたまま、多くのときを過ごしてしまいました。地球の生態系を乱し、生命体の秩序を破壊しているのがその証です。そうした乱れた生態系の秩序のすき間を縫って、次々と新たな病原体が人類を襲うようになっています。

新型コロナウイルスが猛威を振るうなか、有名人が亡くなったことを受け、「こんな非人道的なウイルスを決して許すことはできない」と情報番組でコメントをする出演者がいました。大切な人、親しい人が命を落とすことは、本当に残念で、悔しく、悲しいことです。けれどもただ一方で、「非人道的」という言葉が、私にはひっかかりました。ウイルスだって、終宿主という自然のゆりかごのなかで、のんびりと暮らしていたかったはずです。そんな彼らを人間界に招き入れてしまったのは、人間の行いそのものです。そのことを忘れてしまえば、第二、第三の新型ウイルスの猛威に私たちは襲われることになりかねないのです。

現代文明は、より速く、より多く、より便利に、より快適に、より清潔に、より幸福に、より健康的に、というように、合理性と功利性を追求してきました。結果、それとは逆のもの、つまり「遅い」「少ない」「不便」「不快」「不潔」「不幸」「不健康」などは、社会の表舞台からは遠ざけられてきました。

その象徴ともいえる一つが微生物です。彼らは不潔で不快なもので、人間に病気を起こし、不幸をもたらすものとして、徹底的に排除されることになったのです。人は「敵か味方か」をジャッジすることもなく、一様に排除の対象としてしまいました。これが本当に進歩し、発展した者の考えることでしょうか。

そんな二元的な考え方は、私たち西洋医学を学んだ医師たちが誘導してきた部分も大きいと反省しています。なぜなら西洋医学は、常にものごとを「よい」「悪い」の対立する2つにわけ、自分たちにとって都合のいい「よい」ものだけを大事にしてきたからです。腸内細菌を「善玉菌」と「悪玉菌」にわけ、乳酸菌などの善玉菌ばかり大切にし、大腸菌などの「悪玉菌」をキタナイと嫌悪するのは、まさにその一例でしょう。

つまり、私たちは「西洋的二元主義」に心身ともにこり固まってしまい、物事は互いに支えあって共存するという思想を失ってしまっているのだと思います。


私は本書のなかで「免疫とは生体の防御というより、共生の手段」とお話ししました。寄生虫がアレルギーを抑えたり、腸内細菌が私たちに役立つことをたくさんしてくれているように、私たちは身の回りの微生物と共生しながら、彼らのおかげで免疫力を鍛えられているのです。

なお、免疫を介した共生は、人間どうしでも成立しています。

たとえば臓器移植のときによく問題になるのは、移植拒絶反応です。ちょっぴり難しい話になりますが、人間には「ＨＬＡ」という名前の抗原群が約１５０種類あって、個人差も大きくあります。

そのため、親子や兄弟の間でも一致する確率は低く、血縁のない者どうしになると、その確率はさらに下がります。そして、骨髄移植や臓器移植では、自分のＨＬＡ型にあわないものは、すべて異物と認識し、免疫に攻撃されることになるため、「不適合」となります。

しかし、臓器移植の歴史は100年くらいの浅いもので、HLAが臓器移植を拒否するために存在しているとは考えられません。では、同種である人間の細胞に、こんなにたくさんの種類のHLAが存在しているのは、なぜでしょうか。

それは、生物にとって脅威だらけの地球環境のなかでも、私たち人類が生きのびて、命をつなげるために、HLAの個人差が必要だったからです。

私たちをとりまく自然界には、ありとあらゆる種類の微生物やウイルスが存在します。また、体内に発生するがん細胞にも多くの種類があります。この私たちの身体が異物と認識する物質の種類は無数にあります。それらが体内に発生すると、抗原であるHLA分子にくっつかれ、T細胞の攻撃の対象とされます。そうやって私たちの身体は異物による脅威から守られています。

でも、膨大に存在するすべての異物に、免疫が同様に対応するのは難しいことです。ここで、HLA型に個人差の大きいことが重要になります。ある人にとっては、この異物にＨＬＡが上手に反応できなくても、ある人にとっては上手に反応できるということが起こってきます。この個人差があるからこそ、多種多様な異物に囲まれながらも、人類は絶滅の危機を逃れてきたのです。

万が一、みんなが同じＨＬＡ型で個人差がなかったとしたら、ある脅威となる異物が発生したとき、同じ敵を前に人類はあっという間に全滅してしまったはずです。

このように、私たちは個人差のある免疫力を持って生きています。そうしてそれぞれに病気に立ち向かいながら、人間という種を存続させています。自分は他者のために、他者は自分のために生きているという意味で、これもまた「共生」なのです。

大変複雑でわかりづらいように、免疫のシステムは思えるでしょう。ですが、それらを一つ一つひも解いていくと、私たちが地球上のあらゆる生物とともに生きてきた長い歴史まで見えてきます。私たち人類が今日まで生き抜いてこられたのは、他者との共生によって免疫力を強く育んできたからです。そしてこれからも、人類が未来永劫繁栄していくためには、共生の思想を忘れず、人間中心の排他的な考えに踊らされず、一人一人が免疫力を鍛えていくことが欠かせないのだと思うのです。

免疫力
正しく知って、正しく整える

２０２０年７月５日　初版発行
２０２０年11月10日　５版発行

著者　藤田紘一郎

藤田紘一郎（ふじた・こういちろう）
１９３９年、旧満州生まれ。東京医科歯科大学卒業。東京大学医学系大学院修了、医学博士。金沢医科大学教授、長崎大学教授、東京医科歯科大学教授を経て、現在、東京医科歯科大学名誉教授。専門は寄生虫学、熱帯医学、感染免疫学。１９８３年、寄生虫体内のアレルゲン発見で小泉賞を受賞。２０００年、ヒトＡＴＬウイルス伝染経路などの研究で日本文化振興会・社会文化功労賞、国際文化栄誉賞を受賞。主な著書に『アレルギーの９割は腸で治る！』（だいわ文庫）、『腸をダメにする習慣、鍛える 習慣』『毛細血管は「腸活」で強くなる』『アレルギーと腸内細菌』（いずれもワニブックス【ＰＬＵＳ】新書）など。

発行者　佐藤俊彦
発行所　株式会社ワニ・プラス
〒１５０－８４８２
東京都渋谷区恵比寿４－４－９　えびす大黑ビル７Ｆ
電話　０３－５４４９－２１７１（編集）
発売元　株式会社ワニブックス
〒１５０－８４８２
東京都渋谷区恵比寿４－４－９　えびす大黑ビル
電話　０３－５４４９－２７１１（代表）

装丁　橘田浩志（アティック）
柏原宗績
ＤＴＰ　株式会社ビュロー平林
編集協力　高田幸絵
印刷・製本所　大日本印刷株式会社

ISBN 978-4-8470-6166-0
ワニブックスＨＰ　https://www.wani.co.jp